물리치료사는 이렇게 일한다

물리치료사는
이렇게 일한다

최명원 지음

병원으로 출근하는 사람들 ①

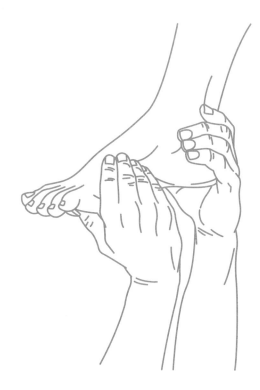

청년의사

안녕하세요,
물리치료사 최명원입니다

안녕하세요, 저는 물리치료사 최명원입니다. 물리치료는 제가 좋아하면서도 잘하는, 저의 밥벌이입니다. 선배 치료사는 저를 '천직이 물리치료사인 사람'으로 불러주셨고, 사람들은 저를 '통증 전문가'라고 부릅니다. 저는 누군가로부터 '물리치료 분야의 국보'라는 말을 듣기도 했지요.

이렇게 많은 분들이 저의 노력을 알아봐 주셨지만 단 두 사람만큼은 제가 무슨 일을 하는지 잘 모르고 있습니다. 바로 우리 아이 해나와 해린이입니다. 아직은 어려서 그렇지요. 아이들이 조금 더 커서 직업의 세계 앞에서 고민할 때 아빠가 어떤 일을 했는지 알게 되기를 바라는 마음에 기록으로 남기고 싶었습니다. 이것이 제가 이 책을 펴낸 첫 번째 이유입니다.

사람들은 물리치료사가 어떤 일을 하는지 잘 알지 못합니다. 왜냐하면 물리치료는 의학의 한계가 있는 곳에 있기 때문입니다. 물리치료사는 주로 의학이 해결해주지 못하는 환자들을 돌봅니다. 그러니 영웅담에 열광하는 세상에서 주목받지 못하는 건 당연합니다. 마치 우리나라에 등록된 장애인은 스무 명당 한 명일 정도로 많지만 주변에서 찾아보기는 힘든 것처럼 말이죠. 세상이 관심을 두지 않아 모를 뿐 장애인들은 그들의 삶을 열심히 살아내고 있지요.

물리치료사는 그들과 함께합니다. 물리치료사는 고귀한 생명을 살려내지는 못하지만 환자가 장애로 인해 사회적 사망 선고를 받는 일을 막기 위해 노력합니다. 정교한 수술을 할 만큼의 의료기술은 갖고 있지 않지만 허리통증을 겪고 있는 환자들이 수술대에 눕지 않도록 최선을 다해 통증을 관리해줍니다.

몸이 불편해서 물리치료사를 만나는 분들이 물리치료와 물리치료사를 이해하는 장을 마련하고 싶었습니다. 또한 진로를 고민하면서 물리치료사란 직업에 관심을 두거나 진지하게 준비하는 분들에게 실질적인 정보를 제공하고자 글을 쓰게 되었습니다. 이것이 제가 이 책을 펴낸 두 번째 이유입니다.

저는 치료를 통해 환자들이 변화하는 모습을 보는 게 좋습니다. 그들이 꿈꾸는 목표를 이뤄가는 과정을 옆에서 지켜보는 것은 영광스럽고 감격스러운 일입니다. 이 책에는 저의 그런 치료 이야기가 담겨 있습니다.

사람들은 현실에서 보기 힘들 만큼 놀라운 경험할 때 '전설적'이라는 표현을 사용합니다. 제 치료가 그렇습니다. 왜냐하면 제가 치료하는 이유가 환자를 '자가 치료사'로 만들기 위해서이기 때문입니다. 그래서 이 책에는 기적과도 같은 치료 이야기가 실려 있습니다.

저는 통증을 다루는 모든 사람과 함께 치료 이야기를 하고 싶었습니다. 물리치료사가 되기 위해 준비하고 있는 학생 또는 지망생들, 아직은 경험이 부족한 새내기 물리치료사 선생님들에게 임상의 진솔한 이야기를 들려주고, 그들이 점차 전설의 치료를 향해 나아가길 바라는 마음으로 글을 썼습니다. 이것이 제가 이 책을 펴낸 세 번째 이유이자 가장 중요한 이유입니다.

한 가지 바람이 있다면, 이 책을 다 읽은 독자들로부터 제가 했던 치료들이 전설의 치료가 아니라는 말을 듣는 것입니다. 모든 치료사가 이렇게 하고 있기에 너무 흔해서 별로 놀라울 게 없다는 평을 듣고 싶습니다. 그래서 이 책이 참 부끄러운 책이 되었으면 좋겠습니다.

물리치료사
최명원

제1장 물리치료사가 되는 방법

제2장 **새내기 물리치료사의
적응과 이해**

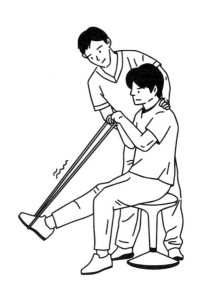

제3장 전설의 치료로
가는 과정

제4장 만성통증
다루기

제5장 더 나은 물리치료를 위하여

(제1장)

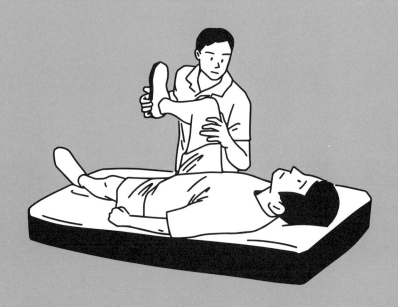

물리치료사는
'물리'를 잘 알지 못한다

　사람들은 물리치료사를 어떻게 생각할까요? 이름에 '물리'라는 단어가 들어가서 왠지 물리에 능통한 이과 계열 사람들이 떠오르겠지만, 사실 대부분의 물리치료사는 물리(Physics)를 잘 알지 못합니다. 물론 물리학은 대학에 입학해서 물리치료를 본격적으로 배우기 전에 이수하는 기초과목이긴 합니다. 사실 물리치료사는 물리보다는 신체(Physical)에 대해 그 어떤 직업보다 깊이 연구하고 있는 집단이에요.

　그렇다면 우리는 왜 물리치료사를 뜻하는 영어 단어인 'Physio-therapist'에서 'Physio'를 '신체' 대신 '물리'라고 번역해서 사용하는 걸까요? 2016년에야 물리치료사의 업무 범위가 개정되었지만, 그전까지 오랫동안 사용해왔던 〈의료기사 등에 관한 법률 시행령(이하 '의료기사법 시행령')〉을 보면 물리치료사라고 부르는 이유를 추측해볼 수 있습니다.

과거 〈의료기사법 시행령〉에는 물리치료사의 업무를 다음과 같이
정의했습니다.

> 온열치료, 전기치료, 광선치료, 수치료, 기계 및 기구치료, 마사지, 기능
> 훈련, 신체교정운동 및 재활훈련에 필요한 기기, 약품의 사용과 관리
> 등 물리요법적 치료 업무를 수행한다.

아마도 우리나라에서 물리치료사라고 부르는 이유는 물리요법적 치
료 업무를 수행하기 때문인 것 같습니다. 이러한 인식 때문에 대중들은
물리치료라고 하면 전기치료를 먼저 떠올리곤 합니다.

그러나 업무 범위를 가지고 이름을 짓는다면 '신체' 대신에 사용한
'물리'라는 용어는 물리치료사의 업무 수행 범위를 너무 많이 제한해놓
습니다. 세계물리치료사연맹(WCPT)이 제시한 물리치료사의 업무 범
위를 보면, 물리치료사는 보건의료 전문인으로서 '포괄적인' 의료기술
을 제공하며 환자의 건강관리 및 손상된 기능을 회복시키거나 증진시
키는 데 필요한 업무를 수행한다고 명시되어 있습니다.[1] 물리치료사는
환자의 건강을 위해 포괄적인 의료기술을 제공하기 때문에 당연히 물
리치료사의 업무를 물리요법으로 한정 지을 수는 없습니다. 업무에 따
라 직업의 이름을 명명한다면 업무 범위가 바뀔 때마다 직업명도 바뀌
어야 하니 바람직한 명칭은 아니겠지요. 또한 물리치료의 영문 명칭인
'Physiotherapy'의 역사적 기원을 찾아보면 '물리치료사'보다는 '신체치

료사'라고 불러야 한다는 사실에 동의하게 될 것입니다.

물리치료의 기원을 흔히 기원전 4세기경의 그리스 의학자 히포크라테스나 일본, 중국에서 성행하던 수치료 사용에 대한 기록에서 찾으려고 합니다. 현대에도 사용하고 있는 물리요법 중 하나인 수치료를 고대 문헌에서도 엿볼 수 있기 때문이죠. 그러나 지금 물리치료사가 사용하는 운동치료와 도수치료의 기원을 보면 기원전 3천 년 전에 고대 중국에서 '쿵후'라고 일컬어지는 치료적 운동을 사용한 기록이 있으며, 기원전 5세기경에 고대 그리스 의사 헤로디쿠스가 통증과 질병을 치료하기 위해 도수치료를 처방했다는 문헌도 있습니다. 그리고 로마 제국 의사였던 클라우디우스 갈레노스 역시 다친 병사를 치료하기 위해 치료적 운동을 사용하기도 했죠. 이처럼 물리치료의 형태는 시대에 따라 다양하게 변해왔다는 사실을 알 수 있습니다.

고대로부터 내려온 물리치료적 치료행위를 공식적으로 'Physiotherapy'라고 부른 건 언제부터일까요? 이 용어를 세계 최초로 공식적으로 사용한 나라는 1887년 스웨덴이었습니다.

당시 스웨덴은 체육교육을 선도하는 국가였는데, 왕립중앙체조위원회에서 물리치료를 질병이나 다친 환자를 위한 치료로 인정하게 됩니다. 여기서 흥미로운 점은 물리치료가 스웨덴식 체조('Ling Gymnastics'라고도 함)에서 파생되었다는 점입니다. 스웨덴식 체조는 고대 그리스 방식을 따라 네 가지 주요 영역, 즉 미용적·의학적·군사적·교육적 체조를 포함합니다.

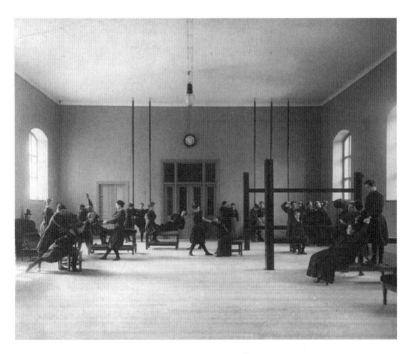

그림 1. 근대식 스웨덴 물리치료 수업(출처: GIH 홈페이지[2])

 미용적 체조는 오늘날의 발레나 팬터마임과 유사하며, 군사적 체조
는 펜싱의 기초가 되었고, 교육적 체조는 오늘날의 체조가 되었죠. 마
지막으로 의학적 체조가 바로 현대 물리치료를 일컫는 용어가 되었습
니다. 따라서 'Physiotherapy'의 역사적 기원을 돌아보면 'Physio'를 '물
리'보다는 '신체'라고 표현하는 것이 더 타당함을 알 수 있습니다. 중·
고등학교 교과 과정에 있는 'Physical education'을 체육(신체교육) 대신에
물리교육으로 해석한다면 정말 다른 의미가 될 수 있겠지요.

그렇다면 우리나라에서는 왜 '물리치료사'라는 명칭을 사용하게 된 것일까요? 이에 대한 정확한 근거는 찾아낼 수 없었습니다. 다만 추측할 수 있는 것은 바로 일본의 영향이라는 점입니다. 아직도 우리나라 언어와 법, 제도에는 일본의 잔재가 많이 남아 있는데 우리나라 물리치료의 70년 역사에도 그 영향이 고스란히 남아 있습니다.

일본의 법체계에서는 'Physio-therapist'를 '이학요법사(理学療法士)'라고 부르고 있으며, 이는 우리와 상당히 비슷한 명칭입니다. 그리고 물리치료를 '운동기능 유지 및 개선을 목적으로 열, 전기, 물, 광선 등의 물리적 수단을 사용하여 수행하는 치료 방법'이라고 밝히고 있습니다. 이 또한 세계 어디서도 찾아보기 어려운 물리치료사의 제한된 업무 범위인데, 우리나라가 유사하게 사용하고 있음을 알 수 있습니다.

'Physio'를 '신체' 대신에 '물리'라는 명칭으로 사용하게 된 점은 참으로 뼈아픕니다. 물리치료사가 보건의료 분야에서 맡은 다양한 역할을 포함하지 못하고 있기 때문입니다.

지금도 전문성을 발휘하며 우리 사회를 건강하게 만들어가기 위해 노력하는 물리치료사 선생님들께 존경을 표합니다. 아프거나 장애가 생긴 분들이 믿고 찾아주실 수 있도록 물리치료사인 우리는 최선을 다해 연구하겠습니다.

전문가,
물리치료사

우리나라 물리치료의 역사는 언제 처음 시작되었을까요? 제2차 세계대전이 끝난 후 한국에 주둔하던 미국인 물리치료사 제럴딘 린드버그가 미군병원에서 물리치료를 행한 것이 우리나라 물리치료의 첫 시작이었습니다. 그리고 1949년에 미국 감리교 선교사로 파견된 델마 B. 모우(한국 이름 모우숙) 여사가 세브란스병원에 근무하면서 일반인을 위한 물리치료가 시작되었죠.

자신의 목표를 위해 상대방을 죽여야 하는 전쟁은 역설적으로 생명을 살리는 의학이 가장 발전하게도 합니다. 크고 작은 전쟁이 있을 때마다 수많은 전상자를 살리기 위해 의학은 발전했습니다. 마찬가지로 전쟁을 겪으면서 전상자들의 고통을 줄이고 부상에서 회복시키기 위해 물리치료의 역할도 함께 증가했습니다. 그러므로 한국전쟁은 우리나라에 물리치료가 확산하게 된 중요한 전환점이라 할 수 있습니다.

당시 수많은 전상자를 돌볼 물리치료사가 부족했기에 군부대 내에서 9개월간의 교육과정을 거쳐 물리치료사를 양성했죠. 이때만 하더라도 물리치료사는 의사의 지시를 수행하는 보조 인력이었고, 물리치료사를 전문가 집단으로 보기에는 다소 한계가 있었습니다.

전쟁 이후, 물리치료 종사자들은 환자와 지역사회에서 전문성을 인정받기 위해 부단히 노력했습니다. 1963년에 수도의과대학 병설 의학기술초급대학에 물리치료과가 개설된 이래로 2022년 현재 전국 4년제 대학 46개교, 3년제 대학 39개교에 물리치료학과가 개설되어 있으며, 39개 대학에서 물리치료 관련 대학원 과정을 운영하고 있습니다.

1965년 〈의료기사법 시행령〉 제도가 시행된 이후로 대학에서 정규교육과정을 수료하면 국가고시에 응시해서 물리치료 면허증을 발급받게 되었으며, 물리치료사들은 그들의 보수교육과 면허를 관리하는 협회가 존재하는 명실상부한 보건의료 분야의 전문가 집단으로 발전했습니다. 우리나라는 1974년에 WCPT의 정회원국으로 가입하여 꾸준하게 활동을 이어가고 있으며, 개발도상국에 물리치료를 보급하는 일에도 앞장서고 있습니다.

정형외과에 속해 있는 물리치료실을 한 번쯤은 경험해본 사람이 많습니다. 그래서 물리치료사는 정형외과 분야에서만 활동한다고 생각하기 쉽지만, 의료 영역 내에서 물리치료가 적용되는 분야는 매우 다양합니다.

대한물리치료사협회에서는 국내 물리치료 적용 분야를 근골격계 물리치료, 신경계 물리치료, 소아 물리치료, 흉부 물리치료, 산부인과 물리치료, 스포츠 물리치료로 나누고 있습니다. 근골격계 물리치료는 골절, 관절염, 염좌, 근육 문제, 절단 환자의 치료를 담당하고, 신경계 물리치료에서는 뇌손상, 척수손상, 말초신경손상, 신경마비 등으로 발생하는 문제를 다루고 있습니다. 소아 물리치료는 주로 신경계 물리치료에서와 같이 뇌병변을 겪고 있는 소아 환자를 치료하는데 뇌성마비, 선천성기형 및 발달지연을 보이는 아동의 발달과업을 이루는 것과 일상생활을 위한 기능적 움직임이 향상하도록 돕는 일을 합니다. 흉부 물리치료는 심장 및 폐질환 환자의 호흡 운동이나 유산소 운동을 돕고 수술 전후의 호흡 관리에도 개입하고 있습니다. 산부인과 물리치료는 산전 및 산후 운동을 담당하며, 스포츠 물리치료는 운동선수의 상해 예방과 치료를 담당합니다.

치료를 위해서는 세 가지 핵심적인 요건을 갖춰야 합니다. 고통을 해결하기를 원하는 환자, 사회집단에서 전문성을 인정받은 훈련된 치료사, 그리고 환자와 치료사의 접촉입니다. 환자가 아파서 병원을 찾아와 물리치료사를 만난다면 치료의 두 가지 요건이 채워집니다. 남은 한 가지는 환자에게 그들의 문제를 해결해줄 전문가로서의 면모를 보여주는 것입니다.

그렇다면 보건의료 전문가로서 포괄적인 의료서비스를 제공하고 있는 물리치료사는 어떻게 그들의 전문성을 높일 수 있을까요?

첫째, 물리치료사 스스로 전문가라는 의식을 가져야 합니다.

물리치료사는 면허제도의 도입으로 국가고시라는 자격 기준을 통해 면허를 부여받고 있습니다. 물리치료사는 그들의 인적관리, 교육, 권익 향상을 위한 법적 단체인 대한물리치료사협회를 중심으로 16개의 시·도회가 있으며 9개의 종별학회가 존재하는 엄연한 전문가 집단입니다. 면허를 유지하기 위해서는 매년 8시간의 보수교육이 필수적인 것도 물리치료사의 전문성을 유지하기 위한 노력을 보여줍니다.

그러나 물리치료사는 스스로를 전문가로 인식하지 않는 경향이 있습니다.[3] 이는 낮은 연봉이나 자율성이 보장되지 않는 근무 환경에서 더 뚜렷이 나타난다고 합니다. 보건의료 분야에서 국민의 건강향상에 기여하는 전문가라는 인식이 없으면 직업 만족도가 낮아지고 일이 주는 보람과 흥미도 줄어들어 쉽게 소진될 수 있는 직업이 물리치료사입니다.

둘째, 근거기반 치료를 제공해야 합니다.

전문가라면 환자에게 제공할 치료법을 선택한 이유를 연구 중심으로 설명할 수 있어야 합니다. 과학적인 근거를 무시한 채 개인의 경험에만 의존해서 치료를 적용한다면 전문성을 인정받기 어려울 수 있으며, 치료의 적응증과 부작용을 고려해서 최선의 치료를 제공해야 한다는 치료 윤리에도 위배될 수 있습니다. 그러므로 물리치료사는 논문을 읽고 이해하는 일을 게을리해서는 안 됩니다. 또한 단순히 논문 소비자로만 그치는 것이 아니라, 물리치료의 효과를 입증하여 전문성을 높일 수 있도록 논문 생산자가 되어야 합니다. 그래서 물리치료학과가 개설된 학부에서는 학생 대부분이 연구방법론을 배우고 연구에 참여하는 경험을 갖도록 합니다.

셋째, 물리치료사 윤리를 준수해야 합니다.

전문가라면 그들의 권익과 면허를 관리하는 협회가 정한 윤리 사항이 무엇인지 알고 기꺼이 이행할 자세를 지녀야 합니다. 물리치료사 윤리가 존재하는 이유는 물리치료사가 아픈 사람을 돌보는 매우 숭고한 일을 하고 있기 때문입니다. 환자가 자신의 아픈 부위를 만질 수 있도록 허락하는 몇 안 되는 직업이기도 합니다.

대한물리치료사협회에 명시된 물리치료사 윤리는 다음과 같습니다.

① 봉사
민족, 지역, 인종, 종교, 성별, 신분의 차별 없이 전 인류에게 봉사한다.

② 끊임없는 노력
지역사회 주민의 건강 증진과 장애 예방을 위하여 항상 노력한다.

③ 산학연구 활동
환자에게 양질의 치료를 제공하기 위하여 산학연구 활동에 앞장선다.

④ 친절과 책무

고통받는 환자의 아픔을 함께 나누며 친절과 정성으로 책무를 다한다.

⑤ 사명 의식

전문 직업인이라는 자긍심과 사명 의식을 갖고 타인의 귀감이 된다.

⑥ 비밀 유지

직무상 알게 된 환자의 비밀을 임의로 타인에게 누설해서는 아니 된다.

⑦ 비상업화

그 개인의 권위나 이름이 상업적 광고에 허용됨을 허락하지 아니한다.

⑧ 친목 도모

동료 회원은 물론 타 유관 단체와도 친목을 도모하여 협회를 유지한다.

⑨ 헌신

회원공동체 바탕 위에 본회의 무궁한 번영과 발전을 위하여 헌신한다.

⑩ 정보 교류

물리의학 발전을 위하여 국제협력 아래 최신기술 정보 교류에 동참한다.

물리치료사는
취업이 잘 될까?

제가 물리치료사의 길로 들어선 이유는 바로 안정된 취업 때문이었습니다. 고등학생이던 시절에 물리치료사가 매우 부족하다는 기사가 지역신문에 게재되었고 아버지는 이 기사를 스크랩하셨습니다. 교통사고를 당해 물리치료를 받은 경험이 있으셨던 아버지는 물리치료사의 전망을 긍정적으로 바라보셨는데 그 영향 때문이었는지 저는 물리치료학과에 진학하게 되었습니다.

20년이 지난 지금은 그때와 비교해 전반적인 취업시장이 더 어려워졌고, 그 때문인지 물리치료사에 관한 관심은 갈수록 높아지고 있습니다. 그렇다면 물리치료사는 사람들의 기대에 부응할 만큼 안정된 직업일까요? 이 질문에 답하려면 물리치료사 인력 수급 현황을 살펴봐야합니다. 또한 인력 수급 현황이 현실을 잘 반영하고 있는지도 알아볼 필요가 있습니다.

20년 전, 제가 물리치료사 인력의 공급 부족을 다룬 기사를 보면서 물리치료사의 꿈을 키우던 그 시기에 정반대 의견이 한국전문물리치료 학회지에 실렸습니다. 해당 논문에는 물리치료사의 지나친 공급 과잉을 지적하며 물리치료학과 신설을 동결해야 한다고 주장했습니다.[4] 하지만 연구 당시 37개에 불과하던 물리치료 대학이 지금은 85개로 늘어났고 현재 약 8만 명의 물리치료사가 등록되어 있습니다.

물리치료사의 전망은 어떠할까요? 비교적 최근에 이뤄진 연구를 살펴보면 사망자와 해외 이주자 그리고 은퇴자를 제외한 가용 인력이 2030년에 121,651명으로 증가할 것으로 예상하면서 이를 토대로 공급이 수요에 비하여 다소 과잉될 것으로 전망하고 있습니다.[5] 이러한 통계학적 검증을 통해 물리치료사의 전망을 비관적으로 해석해야 할까요? 그렇지 않습니다. 물리치료의 수요가 앞으로 더욱 증가하리라는 예상이 우세하기 때문입니다.

물리치료의 전망을 긍정적으로 보는 가장 큰 이유는 우리나라의 빠른 고령화 추세 때문입니다. 고령화 사회에서는 만성질환자가 증가하므로 그들을 돌볼 물리치료사의 수요를 더욱 부추기고 있습니다. 레저와 스포츠 참여 인구의 증가로 외상 환자 발생률도 높아졌기 때문에 물리치료 서비스를 필요로 하는 대상자는 앞으로 더 늘어날 것입니다. 게다가 물리치료 기계에 의존해서 한 명의 물리치료사가 여러 명의 환자를 치료하는 과거의 접근 방식보다는 물리치료사 한 명이 환자 개개인을 평가하고 치료하는 방식을 환자들이 더 선호하기 때문에 물리치료사의 수요는 더 증가할 수 있습니다.

끝으로 물리치료사의 수요는 보건의료 정책에 영향을 받기에 공급 인력만 가지고 미래를 예측할 수는 없습니다. 2008년에 노인장기요양보험제도가 도입되면서 노인요양시설 입소자가 30인 이상일 경우 물리치료실 설치가 의무화되어 수요가 더 증가한 측면이 있습니다. 초고령화 사회의 진입을 앞둔 우리나라에서 이와 관련된 정책이 새롭게 제시된다면 더 많은 수요 창출이 가능할 것입니다. 비슷한 이유에서 최근 미국노동통계국(BLS)의 조사 결과에 따르면 물리치료사의 고용 전망은 2020년부터 2030까지 약 21% 성장할 것으로 예측된다는 점도 눈여겨 볼 대목입니다.[6]

임상에서 깨닫는 기초과목의 중요성

기초가 중요하다는 건 모두가 공감하지만 기초를 닦는 데 열심인 사람은 많지 않습니다. 물리치료를 배울 때도 마찬가지입니다. 다들 기초과목은 전공을 배우는 데 필요한 과정으로만 생각하죠. 물리치료학과에서 다루는 기초과목으로는 해부학, 생리학, 병리학, 물리, 화학, 신경과학, 심리학 등이 있습니다. 학부생 대부분은 치료 기술에만 관심을 가질 뿐 몸을 이해하는 데 필요한 기초과목은 소홀히 여깁니다. 하지만 치료를 배우려는 목적이 아픈 사람을 낫게 하는 것이라면 통증이 어떻게 발생하며 치료는 어떤 원리로 그 통증을 가라앉히는지를 반드시 알고 있어야 합니다. 기초과목은 이 부분을 다루기 때문에 기초를 잘 이해하고 있으면 치료는 한결 쉬워집니다.

감사하게도 제가 진행하는 〈안녕통증〉 강의는 물리치료사들에게 꾸준한 인기를 얻고 있습니다. 강의에서는 통증에 관한 다양한 주제를 다루는 데 기초라고 할 수 있는 '통증과학'을 배우는 시간이 특히 인기가 많습니다. 학부 시절에 지루하게 배웠던 신경과학과 닮아 있는 통증과학 강의를 수강생들이 재미있게 듣는 이유는 임상과 연결되기 때문입니다. 예를 들어 환자가 날카롭거나 둔한 통증 또는 저린 감각을 느끼는 이유를 신경과학은 말해줄 수 있습니다. 가만히 있어도 아프거나 살짝 스치는 자극에도 몹시 괴로워하는 이유도 신경과학을 통해 이해할 수 있습니다. 어떤 경우에 치료가 성공하고 실패하는지도 기초과목인 신경과학에서 설명해주고 있지요. 그래서 〈안녕통증〉은 지금까지 1년 차 초보 물리치료사부터 35년 차 물리치료사까지 모두가 좋아하는 강의가 되었습니다. 병원에서 20년간 환자를 치료했던 베테랑 물리치료사는 제 강의를 듣고 이렇게 말했습니다.

"이걸 진작에 알았더라면 얼마나 좋았을까요."

통증을 다룬다면 통증과학을 빨리 공부할수록 도움이 된다고 많은 선생님이 말합니다. 기초를 제대로 이해하니 그동안 풀리지 않던 문제들이 해결되었다고요. 이걸 깨닫지 못하면 값비싼 대가를 치러야 합니다. 무언가 기술을 익혀서 해결하려고 하지만 아무리 치료 기술이 능숙해져도 고치기 힘든 환자가 보입니다. 그런 경험을 반복하다 보면 치료에 흥미를 잃게 됩니다. 이때 기초로 돌아가 환자를 이해하고 치료를 냉정하게 평가해보는 시간은 치료사를 위로해줍니다. 책장 한편에 잠들어 있는 기초 서적을 꺼내 봐야 할 이유인 셈이죠.

기초과목을 물리치료학과 저학년 때 공부하고 끝내는 것이 아니라 임상에 나와서도 관심을 가져야 하는 이유는 또 있습니다. 과학의 발전으로 이론이 계속해서 변화하기 때문입니다. 제가 배운 기초 과학 교재는 주로 20세기에 정리한 이론을 바탕으로 합니다. 당시 중요하게 다뤘던 이론 중에는 최신 연구를 통해 반박당하거나 재정립된 것이 많습니다. 그러니 과거 배경지식에 머물러 있다면 그만큼 치료는 제한적일 수밖에 없습니다. 특히 통증 분야는 지난 50년간 엄청난 변화를 겪었기 때문에 통증에 관한 개념을 새롭게 다지는 기회를 가져야 합니다.

대표적으로 통증을 손상에 의해 발생하는 것으로 보는 병리학 중심의 접근에서, 위협을 인지한 상황에 뇌에서 발생시킨다는 것을 전제로 하는 신경생리학적 모델로의 전환이 있습니다. 과거 통증 모델은 손상이 없는 상태에서의 통증이나, 수면 부족 또는 스트레스가 증가할 때 겪는 통증에 관해 설명할 수 없었습니다. 그러나 뇌를 분석하는 수준이 높아지면서 통증 발생과 관련된 다양한 뇌 영역을 발견하게 되었고, 이를 바탕으로 통증이 발생할 때 손상 여부를 포함하여 감정과 사고 역시 중요하게 영향을 미친다는 것을 알게 되었습니다.

신경생리학적 모델을 바탕으로 한다면 치료의 많이 부분이 변해야 합니다. 과거에 치료실에서 이뤄지는 평가는 통증의 원인이 될 만한 손상 위치를 파악하거나 잠재적인 위험 요인을 찾는 것을 목적으로 이뤄졌습니다. 이는 물론 지금도 여전히 중요하지만, 여기에 더해서 통증을 경험하며 얻게 되는 이차적인 문제 또한 주의해서 평가해야 합니다. 통증으로 인해 어떤 일상 활동이 방해받고 있는지를 포함해 환자가 가지고 있는 통증에 관한 잘못된 신념이나 두려움 정도 역시 주요한 평가 항목입니다. 근골격계 통증 관리 가이드라인에서는 통증으로 인해 발생하는 이차적인 문제를 수정하는 전략을 치료에 포함할 것을 권고하기 때문입니다.

병원에서는 그동안 환자를 부를 때 그들 앞에 병명을 붙이곤 했습니다. 예를 들어 '허리디스크 환자', '퇴행성관절염 환자', '협착증 환자'라고 그들을 지칭했죠. 병리적인 문제에만 집중해 이를 해결해주면 증상이 개선되리라고 생각했던 모양입니다. 그러나 물리치료가 해결할 수 있는 병리적 현상은 제한적입니다. 게다가 수술을 통해 병리적 원인을 제거하더라도 통증이 여전히 남아 있는 경우도 있지요. 우리는 허리디스크 자체에 관심을 갖기보다는 이 문제를 안고 살아가는 환자에게 조금 더 집중해야 합니다. 같은 진단을 받더라도 이를 감내하는 개인의 능력은 다 다르기 때문입니다. 환자가 통증 관리를 더 잘 할 수 있도록 도와주는 것도 물리치료사의 역할입니다.

그런 물리치료사에게 기초 학문은 환자를 더욱 깊이 있게 이해하도록 인도하는 좋은 안내자가 되어줄 것입니다.

멘토가
멘티에게 묻다

물리치료학과에 재학 중인 학생들을 만나기 위해 대학교로 향했습니다. 대학은 언제나 젊고 활기가 넘치는 장소이지만, 제가 그랬듯 물리치료학과 학생들을 만날 수 있는 곳은 다름 아닌 도서관이었습니다. 얼마 남지 않은 국가고시를 준비하는 학생들은 물리치료사가 되기 위해 구슬땀을 흘리고 있었습니다. 바쁜 일과 중에도 임상 선배의 인터뷰 요청에 흔쾌히 응해준 학생 여러분께 진심으로 감사드립니다.

Q 먼저 자기소개를 부탁드릴게요.

안녕하세요. 물리치료학과에 재학 중인 서승일, 김단경, 이주원, 김충호입니다.

Q 반갑습니다. 먼저 물리치료학과를 선택하게 된 계기가 궁금하군요.

서승일 처음에는 막연하게 의료직에 대한 로망이 있었던 것 같아요. 드라마 〈닥터 김사부〉와 웹툰 〈중증외상센터: 골든아워〉를 흥미롭게 보면서 로망이 생겼죠. 물리치료사에게는 드라마나 웹툰에서처럼 급박한 상황은 잘 일어나지 않지만 사람을 고치는 직업이라는 점에 끌려 지원하게 되었습니다.

이주원 저는 고등학생 때 수영선수였는데 아쉽게도 부상으로 운동을 그만두게 되었어요. 운동을 그만두고 점점 더 안 좋아지는 제 몸을 위한 해결 방법을 찾다가 물리치료를 알게 되었고, 물리치료사로 진로를 정하게 되었습니다.

Q 그랬군요. 물리치료학과에서는 주로 어떤 과목을 배우세요?

김충호 물리치료사가 되기 위한 전반적인 과정을 배워요. 국가고시 과목을 포함하여 치료와 관련된 여러 수업을 듣지요. 과목으로는 의학용어, 해부학, 생리학, 전기광선 및 수치료학, 근골격계, 신경계 물리치료 중재, 측정 및 평가, 정형 도수치료학, 의료관계법규 등이 있고, 병원실습의 기회를 통해 실제로 환자를 어떻게 치료하는지를 직접 경험할 수 있어요.

Q 학교를 선택했던 기준이 있을까요?

김단경 지원하기에 앞서 학교 연혁, 분위기, 국가고시 합격률, 취업률, 커리큘럼을 확인해보았고, 대학과 연계된 실습 병원을 찾아봤어요. 그리고 마지막으로 합격한 학교 중에서 통학 거리를 우선으로 고려해 지원했습니다.

Q 물리치료학과의 장점은 뭐라고 생각해요?

이주원 이론을 단지 글로만 배우는 것이 아니라 동기들과 함께 실습을 통해 익힐 수 있는 점이 좋아요. 그리고 물리치료를 공부하면 자기 몸에 어떤 문제가 생겼을 때 공부했던 배경지식을 떠올려가며 해결 방법을 찾을 수 있다는 것도 장점이에요.

김충원 다른 보건의료 계열의 직업에 비하면 근무 환경이 비교적 일정하다는 점도 좋았어요. 의사, 간호사 등은 업무 특성상 당직 근무를 해야 하지만, 물리치료사는 병원 진료시간에만 일하면 되니까 일과 이후의 삶을 계획하기에 좋은 직업이라고 생각해요.

서승일 아이부터 노인에 이르기까지 누구에게나 물리치료가 필요할 수 있다는 점도 장점이 아닐까요? 건강하게 잘 살고 싶어 하는 사회적 분위기 덕분에 물리치료가 점점 더 주목받는 것 같아요.

Q 물리치료학을 공부하면서 느낀 점이 있다면 무엇인가요?

서승일 물리치료는 배울수록 재미있어요. 사람의 몸은 연구하면 할수록 새롭게 알게 되는 것들이 있어서 재밌습니다.

이주원 물리치료가 단순히 전기치료만 하는 직업은 아니라는 걸 느껴요. 누구 하나 똑같은 사람이 없기 때문에 환자에게 다양한 접근을 할 수 있어요.

김충원 기본적으로 건강에 관한 지식을 배우기 때문에 흥미가 없으려야 없을 수 없어요.

Q 앞으로 어떤 물리치료사가 되고 싶나요?

김단경 환자의 통증과 마주하는 치료사가 되고 싶습니다. 환자마다 다른 점을 찾아내서 각각의 환자에게 적절한 치료를 제공하는 치료사가 되고 싶어요.

서승일 전설의 명의 화타처럼 물리치료사들도 '걷는 모습만 봐도 어디가 아픈지 안다'라는 말이 있습니다. 딱 그렇게 되고 싶어요. 그런 경지에 있는 사람들은 단순히 치료 실력만 좋은 것이 아니거든요. 상대방을 이해하고 위로하고 배려하는 것도 신의 경지에 있는 명의의 자질이에요.

Q 예비 물리치료사로서 고민이 있다면요?

김단경 우선 어떤 곳으로 취업하게 될지가 고민이고요, 직접 환자를 마주했을 때 환자의 아픈 곳을 잘 찾아낼 수 있을지, 치료를 잘 할 수 있을지가 고민됩니다.

이주원 과연 제가 물리치료사로서 환자들에게 최적의 치료를 제공할 수 있을지가 고민입니다. 연차가 쌓이면 해결되겠지요.

Q 끝으로 물리치료학과 지원을 고려하고 있는 학생들에게 하고 싶은 말이 있다면 남겨주세요.

김단경 진로 선택의 기로에 있다면 물리치료학과를 선택하기 전에 어떤 물리치료사가 되고 싶은지를 정하고 진학하면 좋겠습니다.

서승일 고등학교까지 총 12년 교육과정이 끝나면 이제 공부는 다시 안 해도 되는 줄 알지만, 사실 대학생이 되면 모두 깨닫게 되죠. 과거의 12년 의무교육은 대학 4년을 위한 연습이었다는 것을요. 그걸 빨리 받아들이고 공부하면 좋은 사회인이 될 것이고, 그렇지 않고 회피하거나 도망가면 사회생활이 어려워질 것 같아요.

김충호 인생에서 기회는 여러 번 온다는 말을 종종 들었을 겁니다. 다만 주어지는 기회를 잡으려면 그만한 준비가 되어 있어야 해요. 속도는 중요하지 않습니다.

Q 그런데 고등학교 3학년으로 돌아가 진로를 다시 선택할 기회가 있다면 또 물리치료학과를 택할 건가요?

모두 네.

해외 물리치료사는
어때?

물리치료사라면 한 번쯤 해외 근무를 고민해본 적이 있을 겁니다. 물리치료사를 꿈꾸는 학생들 중에도 해외 근무에 관심 있는 이들이 있을 테고요. 실제로 물리치료사에게 상대적으로 더 많은 지위와 권한을 부여하는 해외에서 높은 연봉을 받으며 자유롭게 일할 수 있다는 생각에 많은 물리치료사가 해외 진출을 준비하고 있습니다.

그러나 해외 근무를 결정하기란 쉬운 일이 아닙니다. 그 이유 중 하나가 정보의 부족인데, 인터넷으로 얻는 해외 물리치료사에 관한 통계는 실제 현실을 충분히 반영했다고 보기 어려운 경우가 많습니다. 이때 해외에서 물리치료사로 근무하고 있는 사람들의 이야기를 들을 수 있다면 도움이 되겠죠.

그래서 외국에서 활동하고 있는 물리치료사의 생활을 담은 두 편의 이야기를 준비했습니다. 해외 취업처로 언제나 인기가 많은 미국에서 일하는 물리치료사와 최근 취업이민이 비교적 자유로워져서 관심이 높아진 두바이에서 일하는 물리치료사의 생활을 차례로 살펴보겠습니다.

미국 물리치료사는 어때?

미국에서 영주권을 취득한 후 5년 차 물리치료사로 근무하고 있는 김건표 선생님과 인터뷰를 진행했습니다. 김건표 선생님은 캘리포니아 주 면허를 취득하고 현재 로스앤젤레스에 있는 요양병원에서 근무하고 있습니다.

Q 먼저 자기소개를 부탁드릴게요.

안녕하세요. 미국에서 5년 차 물리치료사로 일하고 있는 김건표입니다.

Q 바쁜 와중에 시간을 내주셔서 감사합니다. 많은 사람이 궁금해할 미국 물리치료사의 일과에 대해 말씀해주세요.

저의 근무는 아침 8시에 시작해서 오후 5시에 끝납니다. 제가 일하는 곳은 너싱홈(Nursing home)인데 한국의 요양병원과 비슷해요. 병원에서 집으로 돌아가기 위해 환자들이 일정 기간 머물면서 치료받는 곳이지요. 따라서 저는 환자의 입원과 퇴원에 관한 평가를 주로 담당하니다. 손상 전 환자가 하던 일상 활동 수준을 파악하고, 치료를 통해 어느 정도 회복되었는지 알아본 후에 집에 가도 괜찮은지를 확인하는 작업을 하고 있습니다. 환자가 집에서 방문치료를 받거나 외래로 치료받으러 올 정도가 되면 퇴원을 허락해줍니다. 가령 예전만큼 신체기능이 회복되었는지, 독립적인 보행이 가능한지, 집에 가면 돌볼 가족 구성원이 있는지 등을 종합적으로 고려해 퇴원을 허락하거나, 추가적인 치료가 필요할 경우 그들을 돌볼 다른 기관으로 전원을 보내기도 합니다.

Q 중요한 일을 맡고 계시네요. 환자를 평가하는 일이 쉽지 않을 텐데 일과가 바쁘시겠어요.

꼭 그렇지는 않습니다. 제가 일하는 병원에는 보조 물리치료사(PTA)가 있어서 함께 치료하거든요. 보조 물리치료사가 치료일지를 작성하면 이를 참고해 퇴원 평가가 이뤄져요. 이렇게 업무가 나뉜 덕분에 바쁘긴 하지만 많이 힘들지는 않아요. 다른 병원에는 보조 물리치료사를 위한 보조업무를 하는 직업군도 있어서 더 편하게 일한다고 하더군요. 또한 병원에는 환자가 갑자기 증가할 때를 대비해 언제나 임시직 물리치료사가 있습니다. 미국은 고용 환경이 매우 유연해서 임시직을 많이 고용하는 편이지요. 저도 제가 일하는 병원이 아닌 근처 병원에서도 가끔 임시직 물리치료사로 일하기도 한답니다.

Q 부럽네요. 우리나라는 물리치료사 한 명이 감당해야 할 환자가 너무 많다는 생각이 들어요. 그래서 동료가 휴가라도 가는 날에는 더 바쁘게

움직여야 하지요.

그런 면에서는 미국이 좋아요. 기본적으로 노동법을 준수하기 때문에 근무시간이나 휴가는 확실히 지키죠. 몸이 안 좋을 때도 직장에 전화하고 쉬면 아무런 문제가 되지 않습니다. 임시직 물리치료사가 있으니 맘 편히 쉬는 거죠.

Q 많은 사람이 궁금해할 미국 물리치료사의 연봉 얘기도 듣고 싶습니다.

미국은 연봉보다는 시급 개념이 강해요. 시간당 50달러 정도 벌고 있어요. 연봉으로 환산하면 대략 10만 달러 정도네요. 그런데 이건 주마다, 근무 환경마다 다릅니다. 비교적 많이 버는 분야는 가정방문 물리치료예요. 환자 집에 처음 방문해서 평가를 진행하면 시간당 약 80~90달러 정도를 받고, 일반적으로는 약 60~70달러 정도 받을 수 있어요. 그런데 환자가 있는 집으로 찾아가는 시간도 소요되고, 평가하고 돌아온 후에 집에서 서류작업도 해야 하기에 꽤 고된 업무예요.

Q 미국에서는 물리치료사들도 억대 연봉이 가능하군요. 삶이 한결 풍족할 것 같아요.

글쎄요. 꼭 그렇지는 않아요. 연봉은 상대적이라 블루칼라 직업보다는 더 벌지만 IT 종사자들에 비하면 턱없이 적게 벌죠. 제가 아는 미국 물리치료사 대부분은 투잡을 해요. 자기가 속한 병원 외의 다른 곳에서도 일하죠. 그만큼 LA 물가가 높다는 얘기겠죠. 그래도 저는 이곳 LA 롱 비치가 좋아서 만족하며 지냅니다.

Q 그렇군요. 이민을 고려할 때 단순히 연봉만 보면 안 되겠네요. 그 지역의 물가나 생활 수준을 꼭 확인해야겠어요. 미국에서 일하는 물리치료사로서 주로 어떤 순간에 보람을 느끼나요?

그건 한국이나 미국이나 별로 다르지 않아요. 제가 치료한 환자가 많이 좋아져서 퇴원할 때 가장 기쁘죠.

Q 맞아요. 물리치료사들은 그 순간을 위해 일하는 것 같아요. 그럼 한국 물리치료사가 미국에서 물리치료사로 일하더라도 잘할 수 있겠네요?

네, 여기 와서 느낀 건데 한국 출신 물리치료사들이 환자를 더 세심하게 봐주고 성의껏 치료해줘요. 그러니 충분히 인정받으며 일할 수 있을 것 같아요. 게다가 코로나19 이후로 병원에 의료인력이 많이 부족해요. 고용주들은 물리치료사를 포함한 의료인력을 구하기 위해 애쓰고 있답니다.

Q 미국 물리치료사를 준비하는 사람들에게는 지금이 기회일 수 있겠네요. 미국 진출을 준비하는 이들이 갖춰야 할 자질로는 어떤 게 있을까요?

어차피 사람 사는 모습은 미국이나 한국이나 비슷해요. 의사나 보험회사, 함께 일하는 간호사 그리고 직장동료와 좋은 관계를 유지하고 협력하려는 자세가 필요하죠. 하지만 여기는 한국만큼 서로의 일에 간섭하지는 않아요. 그런 면에서 관계로 인한 스트레스는 덜한 편이죠.

Q 그렇군요. 시간 내주셔서 감사합니다. 앞으로도 미국에서 뜻하신 일을 잘 이루어 가시길 바랍니다.

두바이 물리치료사는 어때?

강석영 선생님은 15년 차 물리치료사로서 인도네시아에서 4년간 근무하다가 2016년부터 두바이에서 물리치료사로 근무하고 있습니다. 한국 경력보다 해외 경력이 더 많아 해외 근무에 관한 풍부한 경험을 갖고 계시죠. 두바이 물리치료사에 관심 있는 분을 위해 인터뷰를 진행했습니다.

Q 인터뷰에 응해주셔서 감사합니다. 두바이에서 산다고 하면 날씨에 관한 질문을 가장 많이 받으실 것 같은데요. 사막에서의 생활을 걱정하는 분들도 있을 것 같습니다.

네, 맞아요. 저도 두바이에 도착하기 전부터 덥다는 얘기는 충분히 들었지만 기대 이상이었습니다. 50도에 육박하는 더위에 숨조차 쉬기 버거웠죠. 그래도 다행인 건 어디든지 에어컨이 있다는 점이었답니다. 심지어 버스정류장에도 에어컨이 있을 정도거든요. 그리고 대부분 차로 이동하기 때문에 뜨거움을 느낄 시간은 그리 많지 않아요. 또한 두바이에도 겨울이 있어서 그나마 버틸 수 있어요. 보통 10월 말이나 11월쯤 되면 아침, 저녁으로 조금 쌀쌀해지기 시작합니다. 그러면 야외활동이 가능해지죠. 3월 말까지는 지낼 만합니다.

Q **두바이에도 겨울이 있다는 사실이 신기하네요. 두바이에서 물리치료사로 일하려면 어떤 과정을 거쳐야 하나요?**

당연히 면허 취득이 먼저겠지요. 면허 취득 조건은 물리치료사 학사 학위 이상, 최근 2년 이상의 공백이 없어야 하는 조건과 최소 2년 이상의 경력, 그리고 영어성적(TOEFL 500점 이상, IELTS 5.0 이상)입니다. 이렇게 보면 요건이 간단한 것 같지만 실은 꽤 복잡해요. 먼저 두바이 보건청에서 요구하는 각종 서류는 영어번역 공증, 외교부 공증, 주한 UAE 대사관 공증을 받아야 해요. 공증받은 서류를 제출하면 진위 확인 후 시험 응시 자격이 주어진답니다. 시험은 컴퓨터로 응시하기 때문에 두바이까지 올 필요 없이 국제시험 대행회사에 가서 보면 됩니다. 시험에 합격하면 면허가 나오죠.

Q **생각보다 복잡해 보이지만 하나씩 준비하다 보면 할 수 있겠다는 생각도 들어요. 두바이에서의 근무를 결정하게 된 계기는 무엇이었나요?**

두바이로 오기 전에 인도네시아에서 4년 동안 일했습니다. 저에겐 아들이 둘 있는데 여러 이유로 인도네시아에서 아이들을 키우기 힘들어졌어요. 한국으로 돌아가야 하나 고민하던 차에 두바이 병원에서 물리치료사를 충원한다는 소식을 들었습니다. 인생은 타이밍이라고 하잖아요. 필요한 순간에 찾아온 간절한 기회를 놓치지 않기 위해 정말 열심히 공부했고 꿈을 이뤘죠. 참, 두바이 면허를 취득하면 1년 안에 취업

해야 해요. 그렇지 않으면 다시 시험을 봐야 하니 두바이 근무를 고려한다면 취업까지 염두에 두고 준비해야 합니다.

Q 두바이에서 물리치료사로 근무하는 건 어떤가요?

두바이에서 일하고 있지만 근무처가 한국 병원이라서 한국인 의사, 간호사, 물리치료사와 함께 일하고 있어요. 물론 현지 종합병원 안에 척추전문센터로 자리하고 있어서 현지인이나 외국인과도 교류하고 있습니다. 한국과 두바이의 근무 환경을 비교해보면 사실 저는 한국인들과 근무해서 그런지 큰 차이는 없는 것 같아요. 큰 차이라고 하면 연차휴가가 많다는 점이 아닐까 생각해요. 두바이는 법정휴가가 25일이고, 무엇보다 눈치 보지 않고 자유롭게 휴가를 사용할 수 있어서 좋아요.

또한 두바이의 특징 중 하나로 정말 다양한 나라의 사람들이 모여 있다는 점을 들 수 있습니다. 전 세계 200여 개국 사람들이 이곳 UAE에 거주하고 있다고 해요. 전체 인구 중 10%만이 UAE 자국민이죠. 다양한 국적의 사람들을 만나는 것이 신기하기도 재밌기도 하지만, 한편으론 힘들기도 해요. 나라마다 문화와 특성이 달라서 관계 면에서 조심스럽죠. 그래도 치료할 때 각 나라의 이야기를 실제 자국민에게서 들을 수 있다는 점이 참 흥미롭답니다.

Q 두바이는 들으면 들을수록 신기한 나라 같아요. 두바이에서 생활하는 건 어떤가요?

두바이는 늘 세계 최고를 지향해요. 세계 최고로 높은 빌딩과 세계 최고의 7성급 호텔, 기네스북에 오른 세계 최대 규모의 분수, 얼마 전 개장한 세계 최고 높이의 대관람차, 심지어 눈이 오지 않는 나라에 실내 스키장까지 만들어놓았죠. 마찬가지로 월세도 전 세계에서 손가락 안에 드는 수준이에요. 급여의 최대 지출에 해당하는 것은 당연히 집세죠. 최소 연 3~4천만 원은 지불해야 방 2개의 괜찮은 아파트를 구할 수 있답니다.

자녀가 있다면 학비도 무시 못 해요. 한국처럼 무상교육이 아니라서 국제학교를 보내야 하는데 학비가 비싸요. 물론 학교마다 다르지만 월 70~80만 원은 지출해야 합니다. 이 정도면 상당히 저렴한 편에 속하는데 괜찮다고 알려진 학교에 보내려면 월 150~200만 원은 생각해야 해요.

두바이에만 한인이 약 7천 명, UAE 전체에 약 1만 명이 살고 있다고 해요. 그래서 한식당과 마트가 여러 군데 있는데, 비싸요. 자장면 한 그릇이 2만 원 정도, 광어회 한 접시가 20만 원이 넘죠. 한국의 3배 가격이라고 생각하면 됩니다. 하지만 그 외 공산품이나 채소, 과일 등은 한국과 비슷한 수준이에요. 그러니까 외식만 하지 않는다면 생활비는 한국과 비슷할 것 같습니다.

Q **생활비를 들으면서 깜짝 놀랐네요. 그럼에도 두바이에서 근무하면 어떤 장점이 있을까요?**

장점이라면 가족과 함께하는 시간이 많다는 점입니다. 한국처럼 친구가 많지 않고, 만나도 대부분 가족 단위로 만남이 이뤄지죠. 퇴근 후 바로 집에 오고, 주말엔 가족과 나들이 가는 등 늘 가족과 함께해요. 또한 두바이의 지리적 이점 역시 장점입니다. 지도를 보면 두바이는 유럽 바로 아래에 있어요. 저는 5년 동안 근무하면서 유럽을 두 번 다녀왔죠. 모두 교육을 받기 위해서였어요. 우리나라에도 비슷한 교육이 열리지만 본고장에서 들으니 확실히 다른 점이 있었어요. 창시자로부터 직접 강의를 들은 적도 있고요.

Q 두바이 물리치료사를 준비하는 분들에게 전하고 싶은 말이 있다면 해주세요.

사람 사는 모습은 그다지 다르지 않아요. 살고자 한다면 그리고 살아야 한다면 어디서든 살 수 있어요. 남극이나 북극에도 그리고 이름 모를 섬에도 사람은 살고 있어요. 익숙한 곳을 떠나 새로운 곳으로의 이동이 두렵고 긴장되겠지만 그에 못지않게 설레고 두근거리며 기대도 되죠. 그곳이 인도네시아든 두바이든 미국이든 어디든지요. 누구에게나 삶의 목표가 있고 꿈이 있을 거예요. 누구에게나 삶의 방식이 있고 철학이 있어요. 내 방식을 다른 사람들에게 강요할 수 없듯이, 다른 사람의 방식을 내 삶에 억지로 꿰맞출 필요도 없어요. 자신이 무엇을 원하는지 생각해보고 용기를 낼 수 있기를 응원합니다.

물리치료사로의 여정을
걸어가는 이들에게

제가 좋아하는 시, 로버트 프로스트의 〈가지 않은 길〉 일부를 소개합니다.

> 먼 훗날에 나는 어디에선가
>
> 한숨을 쉬며 이야기할 것입니다.
>
> 숲속에 두 갈래 길이 있었다고.
>
> 그리고 나는 사람이 적게 간 길을 택했노라고.
>
> 그래서 모든 것이 달라졌다고.

인생의 갈림길에서 결정을 쉽게 내릴 사람은 아마 없을 겁니다. 대학 진학을 앞두고 전공을 택해야 하는 순간에는 정말 많은 고민으로 밤을 지새우기도 합니다. 이 책을 펼쳐 보는 독자 중에는 물리치료학과 진학을 앞둔 고등학생도 있을 것이고, 물리치료를 공부하면서 앞으로 어느 분야에서 일해야 할지 취업을 걱정하는 물리치료학과 학부생도 있을 겁니다. 임상과 연구자의 갈림길에서 하나를 선택해야 할 수도 있고, 해외 진출을 준비하면서 겪는 현실적인 문제 때문에 힘든 시간을 보내고 있을 수도 있습니다. 임상에 나와서도 자신이 바라던 치료사로 성장하기 위해서는 옳은 선택을 해야만 하는 많은 순간을 맞이합니다.

후배들이 저에게 진로 고민을 털어놓을 때가 있습니다. 젊은 시절의 제가 선배들에게 그랬던 것처럼요. 하지만 저 역시 여전히 꿈을 좇아 살아가고 있다 보니 그들의 중대한 결정에 정답을 내려줄 수는 없습니다. 삶의 목적이나 추구, 가치관이 다르니 제 기준이 그들에게 도움이 되지 않을 때도 있어서 미래에 관한 조언은 언제나 조심스럽습니다.

사실 가지 않은 길을 떠나는 건 저나 여러분이나 마찬가지일 겁니다. 그러므로 이 책에선 저의 선택을 따르라고 말하고 싶진 않습니다. 다만 저는 현재 물리치료사로서 만족스러운 삶을 살고 있습니다. 저는 제 직업을 토대로 제 인생을 소중히 가꿔가고 있습니다. 물론 오늘이 있기까지 언제나 옳은 선택만 있었던 것은 아닙니다. 역설적으로 들리겠지만 그래서 저는 지금의 행복을 만들어가고 있습니다.

저는 선택을 앞둔 사람에게 솔직한 제 이야기를 들려주고 싶습니다. 돌아보니 당시에는 잘못된 선택이라 여겨졌던 순간도 자기 자신이 원하는 삶을 살아가기 위한 여정 중 하나였습니다. 그러니 결정을 내릴 때는 신중해야겠지만 괴로워할 이유는 없습니다.

처음 걷는 길

물리치료학과 입시 면접이나 취업 인터뷰에서 면접관은 흔히 물리
치료사가 되려는 동기에 관하여 묻곤 합니다. 저도 마찬가지였습니다.
저와 함께 면접에 참여한 학생들은 저마다 물리치료사가 되려는 독특
한 이유를 말했죠. 부모님 중 한 분이 물리치료사라서 귀감이 되었다고
말하는 응시생도 있었고, 봉사활동을 통해 아픈 사람을 돌보는 보람을
느꼈기에 선택했다고 말한 이들도 있었습니다.

그들에 비하면 저는 하찮아 보이는 동기를 가지고 물리치료학과에
들어왔습니다. 저를 이곳으로 이끈 건 그나마 돈을 좀 벌 수 있을 거라
는 기대였습니다. 신학을 공부하고 싶었으나 고등학교 3학년 때 아버
지가 갑자기 돌아가시면서 보다 안정적인 밥벌이 수단이 필요했습니
다. 아버지가 돌아가시기 전에 정리해둔 신문 스크랩에서 물리치료사
가 부족해 지역 병원이 어려움을 겪는다는 기사를 보았고, 물리치료사
라는 직업은 생소했지만 공급이 부족하니 취업에는 어려움이 없을 거
라고 생각해 관심을 가졌습니다.

오늘날에도 높아진 취업 문턱 때문에 물리치료사를 고려하고 있는
사람들이 많습니다. 그들 중에는 인생의 중요한 결정을 이끌 만한 분명

한 동기가 있으면 좋을 텐데 환경에 이끌려 결정하는 것이 꺼림직하게 느껴지는 이들도 있을 것입니다. 저는 그래도 괜찮다고 말하고 싶습니다. 이 길에 들어오는 것이 마음에 들지 않을 수도 있습니다. 수능 점수에 맞추다 보니 어쩔 수 없이 물리치료를 선택했을 수도 있지요. 취업이 쉽지 않은 이 시대에 나름 괜찮은 선택지 같아서 왔더라도 다 괜찮습니다.

어쩌면 모든 환경은 우리가 우리의 길을 가도록 돕고 있는지도 모릅니다. 물리치료 세계를 전부 이해하고 결정을 내릴 수 있는 사람은 거의 없습니다. 처음에 어떤 계기를 가지고 물리치료에 입문했는지는 중요하지 않습니다. 공부하면서 물리치료를 알아가고 치료의 즐거움을 찾아가는 것이 더 중요합니다. 그러면 치료사의 삶을 택한 것을 후회하지 않을 수 있습니다.

익숙한 길

저의 첫 직장은 서울아산병원이었습니다. 이곳에서 1년간 인턴 과정을 수료했죠. 대학병원에 입사하기 위해서는 좋은 학점과 영어 성적, 그리고 자기소개서 및 봉사활동 등의 준비가 필요합니다. 대학병원마다 자체적으로 필기시험을 보기도 하니, 원하는 대학병원 홈페이지에서 미리 모집 공고를 확인하고 준비해야 합니다.

환자를 치료한다는 것은, 특히 이제 막 일을 시작한 1년 차 새내기에게는 더더욱 두렵고 긴장되는 일입니다. 저 또한 마찬가지였지요. 가장 큰 걱정은 혹여나 환자를 곤경에 빠뜨리지는 않을까 하는 염려였습니다. 그래서 저는 치료가 끝나도 집에 갈 수 없었습니다. 내일 만날 환자를 떠올리며 치료 계획을 세우느라 밤늦도록 공부했습니다. 선임 선생님께 치료 기술을 배운 후 논문을 뒤져가며 궁금한 점을 해결했고, 도서관에 있는 거의 모든 재활 관련 서적을 읽느라 집에 들어가지 못한 날도 많았습니다. 훗날 술자리에서 선임 선생님도 이런 말을 하더군요. 본인도 1년 차 때 제일 열심히 공부하고 치료했다고 말이죠. 그게 무슨 말인지 알 것 같았습니다.

그때 배운 치료사의 자세는 지금까지 이어졌습니다. 환자를 치료하기 전에 미리 치료를 떠올려보거나 환자를 위한 최선의 방법을 얻기 위해 논문 찾는 일이 제게는 너무도 익숙합니다. 소아 환자를 보거나 정형외과 환자를 볼 때도 대상만 달라졌을 뿐, 치료는 늘 저에게 도전이며 배움의 동기가 됩니다. 다만 초기의 모습과 달라진 점이 있다면 치료할 때 없는 것을 만들어내기보다는 환자와 협력하며 환자가 이미 가진 강점을 이용해 치료하게 되었다는 것입니다. 그래서 치료는 갈수록 즐거워지고 있습니다.

가지 않은 길

대학에 입학하고 얼마 지나지 않아 교내 정원을 거닐다가 저는 친구에게 이렇게 말했습니다.

"난 미국 물리치료사가 될 거야."

물리치료사가 무슨 일을 하는지도 잘 알지 못하던 시기에 뜬금없이 미국 물리치료사가 될 거라는 선언을 한 것입니다. 당시에는 미국 물리치료사가 선망의 대상이었습니다. 서양 선교사에 의해 우리나라에 물리치료가 보급되어서인지는 몰라도 외국 물리치료는 우리보다 훨씬 앞서 있다고 믿던 시기였습니다. 더구나 미국에서는 물리치료사도 개원할 수 있다는 얘기를 들으면서 내 이름을 건 물리치료 클리닉을 갖고 싶은 마음이 들었습니다. 그때의 다짐으로 인해 20대 전체를 미국 물리치료사가 되기 위해 썼습니다.

미국에서 대학을 나오지 않은 사람이 미국 물리치료사가 되기 위해서는 크게 세 가지 과정을 준비해야 합니다.

먼저 성적평가를 통해 미국 물리치료사가 되기 위한 학력 기준을 충족한다는 사실을 입증해야 합니다. 미국 물리치료 대학원에서 다루는 과목을 모두 이수한 뒤 성적평가 기관에 서류를 보내면 심사를 통해 통과 여부를 알려줍니다. 이렇게 성적평가가 통과되면 미국 물리치료사 시험에 응시할 수 있는 자격이 주어집니다.

다음으로는 시험을 봐야겠죠. 미국 물리치료사 시험은 실제 임상 사례에서 물리치료 배경지식을 통해 추론하는 문제가 많아 심층적으로 공부해야 합니다. 전체 문항에서 75% 이상의 점수를 획득하면 물리치료 면허가 주어집니다.

면허를 받았다고 끝이 아닙니다. 미국 물리치료사로 활동하기 위해서는 또 하나의 관문이 남아 있습니다. 취업비자나 영주권 취득을 위해 미국 이민국에서 요구하는 비자 스크리닝을 통과해야 합니다. 비자 스크리닝을 통과하려면 자신의 학력이 미국 물리치료 대학원 졸업자와 동등하다는 점을 입증함과 동시에 비교적 높은 영어점수 기준을 충족해야 합니다(영어점수 항목은 영어권 국가에서 대학원을 졸업하면 면제됩니다). 일단 비자 스크리닝을 통과하면 다른 직종보다는 빠르게 이민 과정을 마칠 수 있습니다.

저는 이 모든 과정을 서른 살에 마쳤습니다. 세 단계를 거치는 동안 한 번의 실패도 없이 비교적 빠르게 미국 물리치료사 면허 취득과 비자 스크리닝을 획득했습니다. 그리고 미국 병원의 도움으로 두 번이나 영주권을 진행할 기회도 얻었지요. 그러나 저는 결국 미국행을 포기했습니다. 한 번은 제가 거절했고, 그다음에는 미국 병원의 상황이 좋지 않아서 영주권 진행을 포기해야 했습니다.

많은 사람이 그 좋은 길을 왜 가지 않았느냐고 물어봅니다. 반추해 보면 미국 물리치료사는 제가 원했던 길은 아니었던 것 같습니다. 미국 물리치료사로 산다는 것은 단지 물리치료라는 직업만 고려해서 결정할 문제가 아니었습니다. 앞으로 살아가게 될 문화, 환경, 관계 등 삶 전반의 변화를 의미하기 때문입니다. 미국 유학 중에 경험한 미국 사회는 저와 어울리지 않은 부분이 많았습니다. 한국에 남겨지게 될 가족과의 이별도 제가 쉽게 떠날 수 없는 이유였습니다. 어쩌면 제가 영주권 기회를 거절했을 당시에 이미 자신감을 잃었을지도 모릅니다.

미국 물리치료사 이민을 포기한 건 저의 선택이었습니다. 그러나 후회는 없습니다. 미국 물리치료사 기준에 맞는 치료사가 되기 위해 깊이 있는 공부를 할 수 있었으니까요. 그 시간은 제가 물리치료사로 성장하는 데 소중한 자양분이 되어주었습니다.

미국 진출을 포기한 이후로도 제가 원하는 환경을 만들기 위한 노력을 멈추지 않았습니다. 덕분에 미국 물리치료사가 되길 원했던 현실적인 요건을 지금 한국에서 누리고 있습니다. 더 많이 벌고, 더 적게 일하고, 아이에게 좋은 교육 환경을 제공하며 살고 있습니다. 물론 사랑하는 가족 곁을 떠나지 않으면서 말이죠. 최선을 다하는 사람에게는 잘못된 선택이란 없습니다.

새로운 길

한 분야의 전문가가 되기 위해서는 최소 10년 이상의 경험이 필요하다는 '1만 시간의 법칙'에 대해 들어보셨을 겁니다. 그 시간을 훌쩍 넘겨 이제 저는 '물리치료 전문가'라는 소리를 들을 만큼 많은 치료를 했습니다. 지난날을 돌아보면 치료사로 성숙해질수록 환자에게 치료를 제공하는 목적이 달랐습니다.

물리치료사가 되었던 초창기에 가졌던 치료 목적은 환자를 안 아프게 하는 것이었습니다. 가능하면 빠르고 효과적으로 환자의 통증을 줄이고 싶다는 마음에 주말마다 여러 학회를 찾아가 치료 기술을 배웠습니다. 고통스러워하던 환자가 제 치료를 받고 회복할 때는 기뻤지만, 어떻게 해도 변하지 않는 통증 앞에서는 좌절하고 자존감도 낮아졌던 때였죠. 통증과 치열하게 싸우던 시기였습니다. 그러다가 깨달았습니다. 통증 완화는 치료사의 손에 달려 있지 않고, 환자에게 내재된 통증 억제 능력에 달려 있다는 사실을 말이죠. 비로소 저는 무거운 책임에서 벗어날 수 있었습니다. 그저 환자의 잠재된 통증 억제 능력을 깨워주는 촉진자의 역할에 충실했을 때 이전보다 쉽고 효과적으로 통증을 낮출 수 있었습니다.

그렇게 통증 조절에 익숙해지던 어느 날, 잊을 수 없는 짜릿한 전율을 경험한 순간이 찾아왔습니다. 온몸이 아파서 직장을 그만두고 오로지 치료에만 전념하던 환자를 만났고 치료를 통해 통증이 어느 정도 관리되는 수준까지 왔죠. 그러나 환자는 통증 외에도 복직에 대한 두려움이 있었습니다. 상태가 호전되었지만 일을 시작하면 다시 예전처럼 아플 것이라는 두려움으로 환자는 여전히 병원을 벗어나지 못했습니다. 저는 통증을 낮추는 것과 일상 활동의 회복은 다른 차원의 문제라는 걸 깨달았습니다.

그날 이후로 환자의 자신감을 높여주는 치료에 돌입했습니다. 환자가 걱정하는 모든 일에 대비해 환자를 훈련시켰죠. 자신감을 높이는 치료가 효과적이었던 덕분에 환자는 일을 시작할 수 있었고 조금씩 근무 시간을 늘렸습니다. 결국에는 아프기 전보다 더 많은 일을 하면서도 스스로 통증을 관리할 수 있게 되었습니다. 환자가 잃어버린 일상을 되찾는 순간은 통증을 감소시켰을 때보다 저에게 더 큰 보람을 주었습니다.

그날 이후로 '일상의 회복'이 제가 환자를 치료하는 목적이 되었습니다. 심하게 아팠던 경험이 있는 환자는 다시 아플까 봐 일상을 제한합니다. 일과 즐거운 활동을 포기하면서 최소한으로만 움직이려 노력하지만 그렇다고 통증이 해결되는 건 아니죠. 저의 관심은 그들에게 향했습니다. 환자의 자기효능감을 높이기 위해서는 저에게 익숙했던 물리치료 방식을 과감히 벗어던져야 했습니다. 이를 위해 치료의 전 과정을 새롭게 꾸미는 수고도 했습니다. 결국에는 외국 사례와 연구를 종합해서 적용해보고 시행착오를 겪으면서 우리나라 사람들에게 맞는 일상 회복 프로그램을 만들었습니다.

최근에는 저에게 또 하나의 치료 목적이 생겼습니다. 그것은 바로 환자의 '행복 증진'입니다. 치료사가 환자의 통증을 감소시키고 일상을 회복시켜주면 역할을 다했다고 생각하기 쉽지만 환자의 행복을 높이는 일도 정말 중요합니다. 통증은 삶의 다양한 문제로 인해 발생합니다. 그리고 행복은 삶의 다양한 문제를 이겨낼 수 있게 해줍니다. 통증의 굴레에서 벗어나 일상을 회복한 환자의 재발을 막기 위해서라도 행복 증진은 치료에서 중요한 부분을 차지해야 합니다. 아프지 않고 일상 기능을 잘 수행한다고 해서 행복해지는 건 아닙니다. 행복 증진에는 다른 방식의 접근이 필요합니다. 그래서 저는 만성통증 환자에게 행복 증진 프로그램을 접목한 통합적인 치료를 제공하고 있습니다.

치료에 임하는 목적이 달라질 때마다 과거의 익숙함에서 벗어나야 했습니다. 이는 많은 시간과 노력을 쏟아부어야 함을 의미합니다. 하지만 환자의 회복과 성장을 지켜보면서 얻는 보상으로 만족하며 앞으로도 새로운 길을 걸어가고 싶습니다.

💡 물리치료사
면허시험 & 취업처 & 대학 안내

물리치료사 면허시험

1. 응시 자격

· 물리치료사 면허에 상응하는 보건의료에 관한 학문을 전공하는 대학(대학 4년, 전문대학 3년)을 졸업한 자

　※ 단, 졸업예정자의 경우 이듬해 2월 이전 졸업이 확인된 자여야 하며 만일 동 기간 내에 졸업하지 못하면 합격이 취소됨

· 보건복지부 장관이 인정하는 외국에서 위 사항에 해당하는 학교와 동등 이상의 교육과정을 이수하고, 외국의 물리치료사에 해당하는 면허를 받은 자

2. 결격 사유

· 신보건법 제3조제1호에 따른 정신질환자. 다만, 전문의가 의료기사 등으로서 적합하다고 인정하는 사람은 그러하지 아니하다.

· 마약·대마 또는 향정신성의약품 중독자

· 금치산자·한정치산자

· 의료기사 등에 관한 법률 또는 형법 중 제234조·제269조·제270조제2항 내지 제4항·제317조제1항, 보건범죄 단속에 관한 특별조치법, 지역보건법, 국

민건강증진법, 후천성면역결핍증 예방법, 의료법, 응급의료에 관한 법률, 시체 해부 및 보존에 관한 법률, 혈액관리법, 마약류 관리에 관한 법률, 모자보건법 또는 국민건강보험법에 위반하여 금고 이상의 실형 선고를 받고 그 집행이 종료되지 아니하거나 면제되지 아니한 자

3. 시험 과목

교시	과목	문항 수	시간
1교시	물리치료기초	60문항	95분
	물리치료 진단평가	50문항	
2교시	물리치료 중재	70문항	75분
	의료관계법규	20문항	
3교시	실기시험	60문항	70분

4. 합격 기준

· 필기시험은 전 과목 총점의 60% 이상, 매 과목 만점의 40% 이상 득점한 자

· 실기 시험은 만점의 60% 이상 득점한 자

· 응시 자격이 없는 것으로 확인된 경우에는 합격자 발표 이후에도 합격을 취소함

· 면허교부신청 서류

  ① 면허증교부신청서 1매 ② 졸업증명서 원본 1매 ③ 의사진단서 원본 1매

5. 기타 문의

· 한국보건의료국가시험원

※ 전화번호: 1544-4244

※ 홈페이지: www.kuksiwon.or.kr

물리치료사의 취업 분야

1. 보건의료기관: 국내 종합병원, 병·의원 등의 물리치료실, 해외 의료기관 등

2. 스포츠 관련 시설: 프로 및 아마추어 운동팀 의료담당, 운동처방실, 스포츠 관
   련 연구소 등

3. 산업체: 산업체 의무실 등, 의료기기 및 (재활)보조공학기기 연구·개발실 등

4. 재활 관련 연구소: 국내외 대학원 진학, 재활 관련 연구소 및 실험실

5. 국가 공무원: 보건소 물리치료실, 보건의료 관련 분야의 전문직

6. 사회복지 분야: 노인복지관, 장애인 복지관 및 재활원, 기타 복지·재활서비
   스센터 등

7. 물리치료 장교, 민간 의무부사관, 물리치료 군무원, 물리치료 특기병

대학 안내

1. 대학원

학교명	학과	정원
단국대학교 특수교육대학원	물리작업치료전공	0명
호서대학교 생명보건대학원	물리치료학과	5명
고려대학교	물리치료과	0명
전주대학교 대학원	재활과학과	40명
서남대학교대학원	물리치료학과	0명
한려대학교 보건대학원	물리치료학전공	0명
세한대학교일반대학원	물리치료학과	0명
동신대학교대학원	물리치료학과	0명
대구한의대학교 대학원	의과학과	0명
대구가톨릭대학교대학원	물리치료학과	0명
대구가톨릭대학교 의료보건과학대학원	물리치료학과	0명
경운대학교 일반대학원	물리치료학과	0명
인제대학교 일반대학원	물리치료학과	0명
영산대학교 일반대학원	물리치료학과	0명
경남대학교 산업경영대학원	물리치료학과	0명
한국교통대학교 대학원	물리치료학과	0명

학교명	학과	정원
청주대학교 보건의료대학원	물리치료학과	0명
한서대학교대학원	물리치료학과	0명
선문대학교대학원	물리치료학과	0명
남서울대학교 특수대학원	물리치료학과	0명
남서울대학교 일반대학원	물리치료학과	0명
단국대학교 보건복지대학원	임상의과학과	50명
한림대학교 보건과학대학원	재활치료학과	0명
용인대학교 재활복지대학원	물리치료학과	0명
용인대학교 일반대학원	물리치료학과	0명
가천대학교 보건대학원	보건과학과	0명
가천대학교 일반대학원	보건과학과	0명
을지대학교 일반대학원	물리치료학과	0명
을지대학교 보건대학원	물리치료학과	0명
대전대학교 일반대학원	물리치료학과	0명
대전대학교 보건의료대학원	물리치료학과	0명
건양대학교 보건복지대학원	물리치료학과	0명
남부대학교 일반대학원	물리치료학과	0명
광주여자대학교 일반대학원	물리치료학과	0명

학교명	학과	정원
대구대학교 재활과학대학원	물리치료학과	0명
신라대학교 대학원	물리치료학과	0명
부산가톨릭대학교대학원	물리치료학과	0명
경성대학교 임상약학보건대학원	물리치료학과	0명
동의대학교 대학원	보건의과학과	0명
연세대학교 대학원	물리치료학과	11명
삼육대학교 대학원	물리치료학과	0명
백석대학교 보건복지대학원	물리치료학전공	0명

2. 대학교

학교명	학과	정원
서남대학교	물리치료학과	0명
고려대학교	물리치료학과	0명
우석대학교	물리치료학과	43명
호원대학교	물리치료학과	30명
전주대학교	물리치료학과	40명
한려대학교	물리치료학과	60명

학교명	학과	정원
세한대학교	물리치료학과	50명
동신대학교	물리치료학과	70명
위덕대학교	물리치료학과	36명
대구한의대학교	물리치료학과	40명
대구대학교	물리치료학과	40명
대구가톨릭대학교	물리치료학과	40명
김천대학교	물리치료학과	60명
경운대학교	물리치료학과	70명
한국국제대학교	물리치료학과	40명
인제대학교	물리치료학과	40명
영산대학교	물리치료학과	40명
경남대학교	물리치료학과	40명
가야대학교	물리치료학과	53명
한국교통대학교	물리치료학과	36명
청주대학교	물리치료학과	40명
유원대학교	물리치료학과	30명
호서대학교	물리치료학과	40명
한서대학교	물리치료학과	40명

학교명	학과	정원
중부대학교	물리치료학과	38명
선문대학교	물리치료학과	40명
백석대학교	물리치료학과	48명
단국대학교	물리치료학과	40명
남서울대학교	물리치료학과	30명
나사렛대학교	물리치료학과	20명
연세대학교(원주)	물리치료학과	37명
상지대학교	물리치료학과	30명
경동대학교	물리치료학과	70명
강원대학교	물리치료학과	32명
을지대학교	물리치료학과	70명
용인대학교	물리치료학과	30명
가천대학교	물리치료학과	40명
우송대학교	물리치료학과	50명
대전대학교	물리치료학과	40명
건양대학교	물리치료학과	44명
호남대학교	물리치료학과	40명
남부대학교	물리치료학과	50명

학교명	학과	정원
광주여자대학교	물리치료학과	40명
신라대학교	물리치료학과	55명
부산가톨릭대학교	물리치료학과	60명
경성대학교	물리치료학과	30명
동의대학교	물리치료학과	40명
삼육대학교	물리치료학과	40명

3. 전문대

학교명	학과	정원
제주한라대학교	물리치료과	40명
전주비전대학교	물리치료학과	30명
원광보건대학교	물리치료학과	80명
군장대학교	물리치료과	30명
청암대학교	물리치료과	40명
전남과학대학교	물리치료학과	60명
목포과학대학교	물리치료과	80명
광양보건대학교	물리치료과	50명

학교명	학과	정원
경북전문대학교	물리치료과	70명
호산대학교	물리치료과	30명
포항대학교	물리치료과	50명
안동과학대학교	물리치료과	90명
선린대학교	물리치료학과	40명
구미대학교	물리치료과	40명
마산대학교	물리치료학과	120명
김해대학교	물리치료과	30명
강동대학교	물리치료과	40명
대원대학교	물리치료과	70명
신성대학교	물리치료학과	70명
강릉영동대학교	물리치료과	80명
한림성심대학교	물리치료학과	50명
경복대학교	물리치료과	50명
여주대학교	물리치료과	40명
안산대학교	물리치료과	80명
신구대학교	물리치료학과	80명
수원여자대학교	물리치료과	30명

학교명	학과	정원
동남보건대학교	물리치료학과	80명
춘해보건대학교	물리치료과	40명
울산과학대학교	물리치료학과	50명
대전보건대학교	물리치료학과	80명
대전과학기술대학교	물리치료과	30명
서영대학교	물리치료과	30명
광주보건대학교	물리치료학과	120명
영남이공대학교	물리치료과	55명
대구보건대학교	물리치료과	120명
대구과학대학교	물리치료과	55명
경남정보대학교	물리치료학과	40명
동주대학교	물리치료학과	40명
동의과학대학교	물리치료학과	40명

※ 출처: 대한물리치료사협회(http://www.kpta.co.kr/center)

(제2장)

새내기
물리치료사의

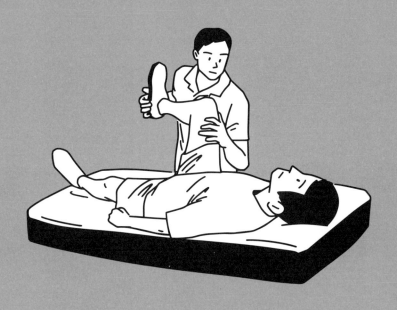

적응과
이해

치료실은
실험실이다

치료실은 저에게 실험실과도 같습니다. 실험 목표는 주로 환자가 이루고자 하는 목표이며 실험 설계는 환자와 함께 정합니다. 제가 잘 다루는 치료 기술은 있지만 어디까지나 환자가 동의해야 사용할 수 있고 목표를 이루기 위해 익숙함을 포기할 때도 있지요. 실험 결과는 치료실이 아닌 병원 밖 환자의 일상에서 확인할 수 있으며 성공과 실패는 환자가 정한 목표를 성취했거나 성취하려는 방향으로 꾸준히 가고 있는지에 따라 결정됩니다.

치료실에서는 주로 가설을 세우고 가설을 확인하는 작업이 이뤄지는데 그러다 보니 통증이 발생하기도 합니다. 병원이니까 왠지 '아프다'는 말보다는 '통증이 사라졌다'는 말을 들어야 할 것 같지만 저는 그런 말에 크게 신경 쓰지 않습니다. 그렇다고 제가 통증에 관심이 없는 건 아닙니다. 사람들은 저를 통증 전문가로 부르고 있으니까요. 다만 필요에 따라 통증을 허용할 때가 있습니다. 통증을 통해 배울 수 있는 것들이 많기 때문이지요.

우선 환자 스스로 통증을 어떻게 대처하는지를 배워야 합니다. 그리고 통증을 통해서 두려움을 직면하고 극복하는 법도 배워야 하고요. 그래서 실험실과 같은 제 치료실에서는 통증이 반가운 존재입니다. 사람들은 병원에 왔으니 이젠 아프지 않을 거라고 기대하지만, 적어도 제 치료실에서는 그것을 목적으로 삼지 않습니다. 일상을 살면서 통증이 재발한다면 단지 병원에서 치료받는 시간 동안에 편안한 것이 어떤 이득이 될까요? 결국 통증은 환자와 저에게 통제당할 것입니다. 그러나 그때까지 우리는 통증을 이해해야 하며, 배워야 하고, 환자 개인에게 맞는 관리법을 찾아야 합니다.

"이번 한 주는 어땠어요? 오늘은 무엇을 하길 원하세요?"

일상을 살다가 다시 병원으로 돌아온 환자를 볼 때면 긴장이 됩니다. 우리가 세운 가설이 맞았는지를 확인하고 실험 결과를 듣는 시간이기 때문에 그렇습니다. 결과가 좋으면 저는 환자와 함께 기뻐합니다. 여기서 '함께'라는 표현을 사용한 건 환자와 제가 공동으로 노력해서 얻은 결과이기 때문에 그렇습니다. 환자와 저는 목표를 성취하기 위해 함께 협력하고 있습니다.

반대로 결과가 좋지 않더라도 크게 낙담하지는 않습니다. 실험실에서 실패는 당연하며, 실패를 통해 다음에 성공할 가능성을 높일 수 있으니 이 또한 기회라고 생각합니다. 우리는 다시 새로운 가설을 세울 겁니다. 그러므로 치료는 환자가 올 때마다 새로워집니다. 환자는 반복되는 일상을 사는 것 같지만 조금 더 자세히 들여다보면 매번 새로운 사람을 만나기도 하고 다른 활동을 하며 다른 감정을 느끼면서 살아갑니다. 그러니 문제도 늘 같을 수는 없는 노릇입니다. 그렇다면 그에 맞춰 치료가 다양해져야 하겠지요. 그래서 치료는 지루할 틈이 없습니다. 치료는 개인마다 다르고 개인이 올 때마다 달라지니까요.

제가 가장 보람을 느끼는 순간은 환자가 치료를 거부할 때입니다. 아이러니하게 들리겠지만 저는 그렇습니다. 하루라도 치료받지 않으면 더 안 좋아질까 봐 불안해하던 사람이 작은 성공을 맛보면서 점차 자신감을 갖게 됩니다. 자신에게 통증을 조절할 능력이 있다는 사실을 깨닫게 되면 환자는 몇 가지 치료를 받지 않는다고 해서 큰일 나진 않을 거라는 확신을 하게 되지요.

늘 나오는 처방대로 치료를 적용하려고 하는 순간 환자가 말합니다.

"선생님, 오늘은 전기치료 안 해도 될 거 같아요. 안 받더라도 이겨낼 수 있겠어요."

이 말은 저를 너무도 기쁘게 합니다. 살기 위해 치료받는다고 생각하겠지만 어떤 분들은 치료받기 위해 살고 있진 않을까 싶을 정도로 매일 병원을 찾습니다. 그런데 이제는 스스로 이겨내겠다 합니다. 치료에 의존하지 않고도 이겨낼 수 있다고 하니 기쁘지 않을 수가 없지요. 그리고 시간이 지나면 이 환자는 목표를 성취하고 치료실을 떠납니다. 함께 일하던 동료를 잃은 기분이지만 그들의 앞길을 응원해줍니다. 그들은 이제 작은 치료사가 된 것입니다.

물리치료사들이 하는 치료가 다 거기서 거기 아니겠습니까. 저라고 다르진 않겠지요. 다만 저는 다섯 가지 치료철학을 가지고 있고 그것에 충실하기 위해 애쓰고 있습니다. 그것이 '전설'이라 불리는 치료를 만들어내고 있습니다. 여러분이 이 책을 통해 만나게 될 이야기입니다. 그럼 이야기를 풀어가기 전에 저의 다섯 가지 치료철학을 말씀드리겠습니다.

하나, 개인은 스스로 통증을 조절할 수 있는 능력을 갖추고 있다.
물리치료사는 그 능력을 촉진하는 촉진자이다.

둘, 개인은 통합된 유기체로서 존재한다.
통증에 반응하는 신체, 사고, 정서는 독립적이면서도 상호적이다. 따라서 세 가지 영역에 대하여 개별적 또는 통합적인 접근이 가능해야 한다.

셋, 치료적 동맹관계는 성공적인 치료를 위한 필수조건이다.
환자의 목표를 성취하는 과정에서 발생할 수 있는 어려움을 극복하고 끝까지 공동의 목표를 이루기 위해서는 친밀감 있는 신뢰가 필요하다.

넷, 근거를 기반으로 이뤄지는 치료는 창의적이고 역동적이어야 한다.

환자 개인이 처한 환경이 다르고 문제 또한 다양하기 때문에 치료는 유연해야 하며 창의적이어야 한다.

다섯, 치료의 궁극적 목적은 환자 개인을 자가 치료사로 만드는 것이다.
만성통증을 경험하는 개인이 일상을 회복하는 길은 환자 스스로 자가 치료사가 되는 방법이 유일하다.

치료적 동맹은
선택이 아닌 필수

빨리 낫고 싶어 하는 환자에게 치료사는 통증 감소를 제공해 자신의 치료 실력을 입증해 보이려고 합니다. 그 때문에 각종 근골격계 통증 관련 세미나들로 학회들이 과열되는 분위기입니다. 통증을 줄여서 성공적인 치료를 하고 싶다면 눈여겨봐야 할 단어가 있는데, 바로 치료적 동맹관계입니다.

'치료적 동맹'이란 단어를 처음 사용한 집단은 심리학자들입니다. 심리적 고통을 중재하기 위해 고안된 심리 이론은 오래전부터 치료적 동맹 또는 작업 동맹을 중요한 치료 기반으로 삼았습니다. 반면 의사나 치료사는 뛰어난 치료 기술이 환자를 낫게 한다고 믿었기 때문에 의료 현장에서 치료적 동맹이란 용어는 그리 주목받지 못했습니다. 하지만 환자중심의 치료가 강조되고 통증 관리에서 환자의 역할이 중요해지면서 치료적 동맹은 필수가 되어가고 있습니다.

치료적 동맹은 치료사와 환자 사이에 정서적 유대를 형성하는 것을 말합니다. 여기에는 단순히 환자와 친한 관계를 맺는 것보다는 더 깊은 의미가 숨겨져 있습니다. 단순히 친해진다는 것은 물건을 판매하는 세일즈맨이 고객을 유치하기 위해 사용하는 전략과도 같습니다. 그러나 병원에서 근무하는 사람들에게는 단순한 친밀감이 치료적 동맹의 전부는 아닐 것입니다. 그랬다면 치료적 동맹이 아닌, 라포형성이라고만 해도 문제가 없으니까요. 그렇다면 왜 '동맹'이란 단어를 사용하는 걸까요?

동맹이란 단어는 주로 전쟁에서 사용됩니다. 국가 간의 이익을 위해 서로 합의한 역할을 수행하는 계약 관계를 뜻하죠. 중세 서양에서는 기사들이 군주를 지켜주고 그 대가로 영토를 부여받았는데 이를 '동맹관계'라고 불렀습니다.

환자와 맺는 동맹관계도 이와 비슷합니다. 환자는 자신의 불편함이 개선되기를 바라며 병원을 찾고 치료비를 냅니다. 치료사 역시 환자가 낫기를 바라는 마음으로 치료를 제공합니다. 이렇게 환자와 치료사는 동맹관계에 들어갑니다. 단순히 친한 관계가 아니라 목적을 위해 맺어진 관계라는 뜻이고 그 목적은 치료입니다. 그래서 치료적 동맹이란 표현을 그저 친밀한 관계라고만 이해하는 것은 그 의미를 절반으로 축소하는 것과 같습니다. 친밀함에 신뢰를 더해야 진정한 치료적 동맹관계가 되는 것입니다. 그래서 저는 이 어려운 용어를 쉽게 풀어서 '친밀감 있는 신뢰'라고 부르기도 합니다.

치료 현장에서 친밀감 있는 신뢰는 치료사가 원하는 결과를 만들어 냅니다. 환자의 통증을 감소시키고, 기능적 장애를 줄여주며, 신체와 정신적 건강을 향상할 뿐만 아니라 치료 만족도를 높여주기도 합니다.[7] 또한 통증에 관한 두려움을 낮추기 위해 적용하는 노출법이나 수용 전략을 위해서도 굳건한 치료적 동맹관계가 요구됩니다. 치료 중에 통증이 발생하더라도 환자가 치료사를 신뢰한다면 환자는 치료에 계속해서 참여하게 되므로 치료가 중간에 종결될 가능성을 줄일 수 있습니다. 그리고 환자에게 과제를 내주었을 때 과제를 이행할 가능성도 커지게 되겠지요. 지금 설명한 치료적 동맹관계의 장점은 모두 만성 근골격계 통증 환자의 통증 관리에 꼭 필요한 것들입니다.

치료적 동맹을 높이기 위해서 치료사는 무엇을 해야 할까요? 이를 알아보려면 치료적 동맹을 평가하는 도구가 무엇을 측정하고자 하는지를 이해할 필요가 있습니다. WATOCI(Working Alliance Theory of Change Inventory)는 치료적 동맹을 평가하는 설문지로 점수가 높을수록 치료적 동맹이 높음을 의미합니다. 높은 점수는 곧 통증 감소와 기능 개선, 치료의 긍정적인 예후로 직결되지요.[8]

WATOCI 점수를 높이는 문항들을 살펴보면 '나(환자)의 상황을 개선하기 위해 치료를 통해서 해야 할 것들에 대해 나와 치료사는 서로 동의하고 있다'라는 문항이 나옵니다. 이 문항의 점수를 높이기 위해서 치료사는 환자가 치료를 통해 얻고자 하는 것이 무엇인지를 알고 있어야 하며, 환자는 치료 과정에서 자신이 어떤 역할을 해야 하는지를 이해하고 있어야 합니다. 또한 '나는 치료사가 나를 도와줄 수 있다고 확신한다'라는 문항의 점수를 높이려면 환자에게 치료사의 전문성을 잘 드러내어 신뢰하도록 만들어야겠지요.

반대로 WATOCI 점수를 낮추는 문항들도 있는데 '치료사가 나에게 물어보는 질문들이 이해가 안 된다'가 여기에 해당합니다. 그러므로 치료사는 어려운 의학용어 사용을 자제하고 환자의 언어로 이해하기 쉽게 전달하는 훈련을 해야 합니다. 그리고 '내가 받는 치료는 내 걱정과는 무관한 것이다'라는 질문에 대처하기 위해 치료 중간에 자주 환자에게 의견을 물으면서 치료 계획을 유연하게 수정하려는 자세를 가져야 합니다.

한번 형성된 치료적 동맹은 굳건하게 유지되는 것이 아니라 치료 중에 자주 변화할 수 있음을 언제나 염두에 두어야 합니다. 유능한 치료사라면 치료적 동맹이 잘 유지되고 있는지를 계속해서 점검해야 합니다. 치료적 동맹관계에 금이 가고 있다는 신호는 치료 곳곳에서 나타날 수 있습니다. 노란 경고 예비 등이 켜졌을 때 미리 대처해서 빨간 경고등에 불이 들어오는 것을 막아내야겠지요.

지금부터 치료적 동맹관계가 깨지고 있다는 신호가 무엇인지 살펴보도록 하겠습니다.

1. "그렇게 나쁜 것만은 아니었어요."

환자가 자신의 증상을 솔직하게 표현하지 않고 최소화해서 말할 때 치료사는 환자와의 관계를 점검해봐야 합니다.

2. "선생님 말씀에 동의하지 않아요."

환자가 치료사의 모든 말에 동의할 필요는 없으나 이런 말을 반복한다면 주의해야 할 때입니다.

3. 환자가 치료 중에 산만하거나 치료사를 무시하는 것처럼 보일 때

환자는 직접적으로 자기 감정이나 생각을 잘 표현하지 않는다는 걸 명심하십시오. 어떤 경우에는 행동으로 나타나는 신호가 더 정확할 수 있습니다.

4. 말하는 중에 끼어들 때

치료사나 환자가 말하는 중에 서로 끼어드는 상황은 대화에서 자연스럽게 일어납니다. 그러나 끼어드는 횟수가 많아진다면 치료적 동맹관계를 점검해야 할 시기입니다.

치료적 동맹에 경고등이 켜지면 원치 않은 치료 종결로 이어질 가능성이 커집니다. 치료적 동맹관계에 금이 가는 일들은 언제든지 일어날 수 있는데, 중요한 것은 왜 이런 문제가 생겼는지 점검하는 것이며 경고등이 들어왔을 때 적절하게 대처할 수 있어야 합니다.

적절한 대처에서 가장 중요한 자세는 '솔직함'입니다. 치료적 동맹에 문제가 생겼을 때는 아무 일 없다는 듯이 치료를 이어가기보다 환자와 함께 솔직하게 이야기 나누는 시간을 가져보는 게 바람직하죠. 치료의 목표를 재확인하고 그동안 함께 이뤘던 작은 성공을 나누면서 이야기를 꺼낸 후, 치료 과정이 예전과 달라졌다고 느낀 치료사의 감정을 솔직하게 표현하면서 환자의 의견을 구해보는 것입니다. 어떤 계기가 있었는지 물었을 때 치료사가 실수한 부분이 있다면 용서를 구해야 하고, 그런 것은 아니지만 환자가 다만 치료에 지친 상태라면 속도를 조절하거나 목표를 수정하는 방향으로 가야겠지요. 어쩌면 치료사의 생각과는 다르게 환자는 치료에 대한 높은 만족도를 계속 유지하고 있었는지도 모릅니다. 그렇다고 해도 솔직한 마음을 전하는 것은 환자와 더 친밀한 관계로 발전하는 데 도움이 될 수 있으니 치료사는 솔직해져야 합니다.

다음으로 필요한 자세는 '인정'하는 것입니다. 환자가 처한 상황에서 일어나는 갈등이나 한계를 충분히 인정하고 그들이 어떤 생각을 하든 존중하려는 자세가 필요합니다. 환자가 지지받고 있다는 느낌을 받게 되면 금이 갔던 치료적 동맹관계는 다시 회복될 수 있습니다. 환자의 시각으로 이해하려고 하면 '어떻게 그럴 수 있어?'라는 생각도 '그럴 수 있지'로 변할 때가 많습니다.

치료에서 가장 힘든 부분은 사람을 다룬다는 점입니다. 기계를 만지는 사람들은 기술이 늘어날수록 장인이 되어가겠지만 치료사는 그렇지 않습니다. 치료사가 다루는 것은 상처 난 부위가 아니라 그 상처 난 부위를 가지고 살아가는 사람이라는 점을 명심하고 그들과 친밀한 신뢰를 쌓기 위한 노력을 해야 합니다. 사람을 다루는 일은 힘들지만 그래서 가장 보람되기도 합니다.

환자 인터뷰는
소중하다

시간은 모든 사람에게 공평하게 주어집니다. 병원 근무자의 시간이 귀하다면 환자가 갖는 시간 역시 귀합니다. 그러나 병원에서는 시간에 관한 보편성이 작동하지 않습니다. 환자에게 진료를 받거나 치료받는 일은 매우 중요하므로 때로는 휴가까지 내서 병원을 찾지만, 병원 근무자에게 그 환자는 바쁜 일과 중에 만나는 여러 환자 중 한 명일 뿐이어서 넘쳐나는 환자들 때문에 가능하면 문진 시간을 줄이려고 노력합니다.

대표적으로 폐쇄형 질문이 이런 노력의 결과로 나타납니다. 폐쇄형 질문은 환자가 '예' 또는 '아니오'로 대답할 수 있게 질문하는 형태를 말하는데 마치 취조하듯 짧은 대답을 요구해 시간을 절약합니다. 또한 말끊기도 병원에서 자주 사용되는데 환자가 조금이라도 길게 말하려고 하면 말 끊기를 통해 다음 질문으로 성급하게 넘어갑니다. 그래서 환자들이 병원 밖을 나서면서 진료실에서 미처 말하지 못한 중요한 내용이 떠올라 후회하는 일이 생기곤 합니다.

치료 과정에서 인터뷰만큼 중요한 순간은 없습니다. 환자와의 인터뷰를 통해 주된 문제를 파악하지 못하면 치료사가 가진 치료적 지식은 아무런 소용이 없습니다. 시간을 단축하기 위해 사용하는 폐쇄형 질문은 치료사가 미리 문제에 대한 가설을 세우고 인터뷰를 통해 그 가설이 맞는지 확인하는 방식이므로 만약 치료사가 설정한 가설이 틀렸다면 치료가 잘못된 방향으로 흐를 수 있습니다. 또한 환자와의 인터뷰는 단지 정보를 얻기 위한 과정일 뿐 아니라 환자와 치료적 동맹을 형성하는 과정이기도 합니다. 그런데 환자의 말을 중간에 끊게 되면 환자는 마음의 문을 닫게 되어 치료사를 향한 친밀감이나 신뢰 그 어떤 것도 쌓을 수 없게 됩니다.

병원에서 근무하는 사람들은 '환자와의 인터뷰가 중요하다는 것은 잘 알고 있지만 환자의 말이 길어지면 다음 치료에 영향을 주기 때문에 폐쇄형 질문이나 말 끊기는 피할 수 없는 선택'이라고 말할지도 모르겠습니다. 하지만 복잡한 병력을 가진 환자를 상대하는 3차 의료기관에서 환자의 말을 끊지 않고 자유롭게 발언할 기회를 주었더니 평균 92초를 말했다는 연구 결과가 있습니다.[9] 92초도 길다고 느껴질 수 있으나 그 시간을 채우고 있는 환자에 관한 많은 정보는 환자의 증상을 이해하는 데 큰 도움을 줍니다. 어차피 치료사가 폐쇄형 질문을 하더라도 90초

이상의 시간을 인터뷰에 사용하므로 전체 문진 시간은 비슷합니다.

환자에게 자유롭게 발언할 기회를 주면 통증에 영향을 주고 있지만 물어보기 힘든 심리 사회적 정보까지 얻을 수 있어 더 정확하게 통증을 평가할 수 있습니다. 게다가 환자의 참여를 끌어내어 만족도를 높일 수도 있지요. 그러므로 인터뷰에서 무엇을 어떻게 물어보는가도 중요하지만, 얼마만큼 잘 경청하는가는 더욱 중요합니다.

인터뷰(inter-view)라는 말은 '서로 바라본다'라는 의미를 지니고 있습니다. 어느 한쪽이 말할 권리를 일방적으로 박탈당하는 것을 인터뷰라고 하긴 어렵습니다. 치료사는 환자와 함께 같은 곳을 바라봐야 합니다. 그곳은 환자가 경험하는 통증이며, 통증 때문에 형성된 심리적 문제이기도 하고, 통증 때문에 삶이 멈춰진 지점일 수도 있습니다. 함께 그것들을 탐색하면서 치료 계획을 설명하고 공동의 목표를 정하는 과정 전체가 인터뷰입니다.

우리나라 근무 형태를 고려할 때 한 사람이 물리치료사로 30년간 일하면서 신경계 치료나 도수치료를 담당할 경우 약 3만 6천 건의 치료를 하게 되며, 전기치료실에서 근무하게 되면 약 27만 건의 치료를 수행하게 됩니다. 이 엄청난 치료 건수를 채우는 것은 다름 아닌 환자입니다. 이 환자들과 어떻게 관계를 맺고 긍정적인 치료 결과를 만들어낼 수 있는가는 인터뷰 기술에 달렸다고 해도 과언이 아닙니다. 그러므로 인터뷰 기술은 통증을 다루는 사람들이 익혀야 할 여러 기술 가운데 가장 중요한 기술이며 평생을 연구할 가치가 있는 주제입니다.

직장을 다니는 한 50대 남성을 치료한 적이 있습니다. 다양한 통증 부위를 가진 만성통증 환자였기 때문에 치료가 쉽진 않았습니다. 그에게 한 주간 해야 할 과제를 알려주고 작별 인사를 나눴죠. 인사를 한 후 그날의 치료가 끝났다는 생각에 안도의 한숨을 쉬려는 순간, 치료실을 나가던 환자가 다시 돌아왔습니다. 그러고는 고백하듯 말을 꺼냈죠.

"처음에 선생님이 한 주간 어떻게 보냈는지 물어보시잖아요. 그러고는 잘 들어주시고요. 선생님께 한 주간 있었던 일을 얘기하다 보면 힐링이 돼요."

그러고는 멋쩍은 듯한 웃음을 짓더니 다시 말을 이어갔습니다.

"선생님께 말씀드리고 나면 다시 생각해보게 돼요. 시원해지는 것 같기도 하고…. 참 고맙습니다."

뜻밖의 감사 표현에 가슴이 벅찼습니다. 우리나라에서 가장 표현이 서툰 50대 남성이 해줬던 고백은 치료사로서 잘하고 있다며 저를 독려해주는 것 같았습니다.

통증 전문 간호사 마고 매캐프리는 통증을 다음과 같이 정의했다고 합니다.

'통증이란 지금 아픔을 경험하고 있는 사람이 말하는 모든 것이다.'

통증을 더 깊이 이해하기 위해서는 아픔을 경험했던 사람의 말을 경청하고 공감할 줄 알아야 합니다. 그것이 치료사들에게 환자 인터뷰가 소중한 이유입니다.

안녕하세요,
물리치료사 최명원입니다

　저는 환자와 처음 만날 때 "안녕하세요, 물리치료사 최명원입니다"라는 말로 인사를 건넵니다. 이 글의 제목은 제가 환자에게 처음으로 건네는 인사말이죠. 당연한 인사말을 제목으로 삼은 이유가 궁금할 텐데요. 그만큼 병원에서는 기본적인 인사마저 이뤄지지 않고 있기 때문입니다.

　영국에서 노인질환 전문 의사로 활동했던 케이트 그레인저는 자신이 암 환자가 되었을 때 비로소 병원에서 암묵적으로 이뤄지는 어떤 비윤리적인 행태를 발견했습니다. 희소 암 진단을 받은 케이트는 다양한 검사를 받기 위해 병원에 방문할 일이 많았습니다. 병원에 익숙한 의사도 암의 경과를 확인하는 검사를 앞두고는 긴장될 수밖에 없었죠. 그런데 검사를 받기 위해 케이트가 만난 의사들 중에서 그 누구도 자신의 이름을 밝히지 않더라는 겁니다. 병원에서는 그녀의 이름, 나이, 주소, 직업, 심지어 사회보장번호(SSN)까지 알고 있으면서, 케이트와 마주친 의사들은 그들의 이름조차 밝히지 않았습니다.

케이트는 병원에서 가장 기본적인 예의조차 지켜지지 않고 있다는 것을 알아차렸습니다. 이름을 나누는 것은 사람들이 만나서 관계를 맺기 위한 첫 과정입니다. 고통을 겪고 있지만 환자 역시 사람이며, 치료를 제공하기 위해 그들보다 많은 권한을 행사하는 의사 또한 환자와 같은 사람입니다. 사람과 사람이 만났는데 한쪽은 너무 많은 정보를, 그리고 다른 한쪽은 이름이라는 간단한 정보조차 모르고 있는 것이죠.

검사를 앞둔 케이트의 심정은 아마도 이러했을 겁니다.

'병원은 바쁘게 돌아가며, 나 말고도 많은 환자가 치료받기 위해 대기하고 있어. 의사에게 나라는 존재는 그저 오늘 소화해야 할 과제 중 하나겠지. 하지만 나는 곧 받게 될 검사를 앞두고 있어서 너무 불안하고 초조해. 누군가 나에게 아주 사소한 친절이라도 베푼다면 큰 위안이 될 거야.'

이후 케이트는 남편 크리스와 함께 트위터에서 '#hellomynameis'[10] 라는 캠페인을 벌였습니다. 병원 근무자들이 환자와 인사를 나눌 때 그들의 이름을 밝히자는 취지의 이 간단한 운동은 곧 의사, 간호사, 치료사, 접수 직원들의 지지를 받으며 확산되었습니다. 케이트가 세상을 떠나던 해에 이 캠페인의 팔로워는 4만 명을 넘었고, 자성의 목소리가 커지면서 현재 이 캠페인의 조회수는 무려 약 25억 회를 넘겼습니다. 의료계에 인간다움이 회복되길 바라는 마음으로 수많은 사람이 지지를 보낸 것입니다.

이 캠페인을 접하고 나서 치료실에서 근무하는 저와 동료들을 살폈습니다. 놀랍게도 자기소개가 포함된 인사를 환자들과 나누는 치료사는 없었습니다.

"안녕하세요, ○○○ 님이시죠?"

보통 환자를 식별하기 위해 환자 이름을 확인하는 정도에서 인사는 마무리되었습니다. 그건 저도 마찬가지였죠.

어느 날 용기를 내어 환자에게 이렇게 인사를 해보았습니다.

"안녕하세요, 물리치료사 최명원입니다. ○○○ 님이시죠?"

처음에는 제 직업과 이름을 밝히는 것이 어색했습니다. 그러나 환자들의 반응은 생각보다 좋았죠. 자기소개가 포함된 간단한 인사를 했을 뿐인데 그들의 표정은 이미 밝아져 있었습니다. 어느 병원에 가더라도 치료사의 이름을 말해주는 곳은 없었을 겁니다. 치료가 종결될 때까지 자신을 치료해준 치료사의 이름을 모르는 경우도 많았겠죠.

환자가 지어주는 미소에서 마음의 문을 여는 특별한 비법은 바로 '기본을 지키는 것'임을 알게 되었고, 그 이후로 저는 지금까지 자기소개가 포함된 인사를 환자들에게 건네고 있습니다. 이제는 인사말에 제 이름이 들어가지 않으면 이상하게 여겨질 정도가 되었죠.

어떤 날에는 환자가 많아 바쁘게 움직이다 보니 인사할 기회를 놓쳤

다가 인터뷰가 시작되고 나서야 뒤늦게 환자에게 인사를 건넨 적도 있습니다.

"어이쿠. 잠시만요. 제가 깜빡하고 인사를 하지 못했네요. 안녕하세요. 저는 물리치료사 최명원이라고 합니다. 그러니까 왼쪽 무릎은 2년 전에 다치셨고…"

이렇게 늦은 인사라도 건네면 환자는 더 활짝 웃으며 친절하게 자신의 증상에 대해 말해주었고, 저는 환자에게 더 많이 얻은 정보 덕분에 적절한 중재를 할 수 있었습니다.

슬럼프를 극복하는
방법

무릎 수술을 두 번이나 하고도 여전히 아파서 치료받는 한 환자가 있습니다. 이 젊은 환자는 수술한 무릎을 사용해서 버티는 행위나 무릎에 충격이 조금이라도 가해지는 행동을 하지 못했습니다. 예를 들어 달리기나 뛰기, 수술한 다리에 의지해 계단을 내려가는 활동을 하기 어려워했지요. 하지만 노출법과 통증 교육을 통해 제자리 뛰기가 가능해졌고 조금은 엉성하지만 100m 거리를 달리는 것까지는 가능해졌습니다. 수술 이후 2년 동안 하지 못했던 일들을 조금씩 해내고 있었지만 저는 거기에 만족하지 않고, 젊고 꿈 많은 그가 앞으로 해야 할 활동을 하나씩 그려가며 재활에 박차를 가했습니다.

그러다 재활 과정에서 피할 수 없는 정체기가 그에게도 찾아왔습니다. 한 달 동안이나 어느 선에 머물러 있으면서 더 이상의 진전이 없었죠.

"재활하는 동안에 이런 시기는 당연히 찾아와요. 지금 할 수 있는 활동에 집중하면서 천천히 다음 단계로 넘어가면 됩니다."

환자에게는 이렇게 말했지만 제 마음 한편에 자리한 답답함을 지울 수는 없었습니다. 발전이 없다는 것도 문제였지만 목표를 잃어가고 있다는 것이 더 큰 문제로 다가왔습니다.

"오늘은 뭘 해보고 싶어요? 제가 어떤 걸 도와드릴까요?"

이 질문에 환자는 잘 모르겠다는 말만 했기에 어쩔 수 없이 제가 목표를 정해서 치료를 진행했습니다.

그날은 그런 그를 더 이상 바라볼 수 없어서 다그쳤습니다. 그가 하기 힘들어하는 동작을 하고서 최대한 버텨보도록 요구했죠. 그의 다리는 떨려왔고 금방이라도 무너질 듯 불안해 보였습니다. 그러나 저는 물러서지 않고 더 버텨보기를 요구했습니다. 결과적으로 그날 무릎 통증은 더 심해졌고, 그의 표정은 일그러졌습니다.

저는 만성통증 환자와의 재활 과정에서 발생하는 통증에 그리 신경 쓰진 않습니다. 환자와 함께 이루어야 할 목표가 있으니 환자들도 어느 정도의 통증은 허용하겠다고 다짐하죠. 때로는 통증이 있는 상태에서 치료가 끝날 때도 있는데 그렇다고 치료 과정이 실패한 것은 아닙니다. 통증이 있어도 자기 몸이 안전하다는 사실을 깨닫게 되어 자신감이 더 붙는다면 성공적인 치료가 되는 겁니다.

그런데 그날은 정말이지 실패했습니다. 그날의 재활을 통해 환자에게 알려준 것이 없었기 때문입니다. 단지 아픔만을 재확인하며 끝난 듯

했습니다. 그러고 나니 마음이 참 괴로웠습니다. 무엇보다 그에게 한 번 더 실패를 경험하게 해준 것 같아 미안해졌습니다.

그는 오랜 시간 동안 여러 병원에서 도수치료를 받아왔습니다. 젊은 나이에 수술을 두 번이나 경험하고 통증에 민감해진 이 환자를 그동안 치료했던 치료사들은 마사지나 간단한 운동만을 해줄 뿐이었습니다. 그런 치료가 그리 도움이 되진 않았기 때문에 환자가 할 수 있는 활동이 이젠 많지 않았습니다. 그래서 이번에는 성공적인 재활을 선물하고 싶었습니다. 성공적인 재활이란 환자가 원하는 목표, 즉 하고 싶은 운동을 마음껏 하는 것이었죠. 변화가 있을 때마다 함께 기뻐했습니다. 말수가 적었던 그도 그 순간에는 이렇게 말했으니까요.

"기뻐요."

이 말을 들을 때마다 저는 꼭 물어봤습니다.

"왜 기쁜데요?"

그럼 못 하던 걸 하게 되니 기쁘다고 말해주었죠. 그 말은 저에게는 수고에 대한 보상이 되어주었습니다.

그러나 어느 순간부터 찾아온 정체기에 그보다는 제가 더 견디기 힘들었나 봅니다. 결국 지난 치료에서 실패를 범하고 말았습니다. 자책과 함께 이 난관을 어떻게 극복할 수 있을지를 고민했습니다. 정말 매일같이 그를 떠올리며 생각하고 또 생각했습니다. 그리고 하나의 결론을 내렸는데, 그것은 그에게 솔직한 내 마음을 고백하는 것이었습니다.

한 주가 지나 그가 치료실에 왔을 때 저는 그에게 말했습니다.

"지난주에 통증이 심한 상태로 치료가 끝났는데 얼마나 오랫동안 불편했어요?"

"하루 정도 아팠고 다음 날부터는 괜찮았어요."

"다행이네요. ○○ 님이 치료실을 나가고 난 뒤에 걱정을 많이 했어요. 지난주 치료 시간에는 좀 힘들었죠? 한 주 동안 고민을 해봤어요. 사실 지금 우리는 뭔가 잘못된 방향으로 가고 있다는 생각이 들었어요. 그게 뭘까, 무엇 때문일까 생각했어요."

이렇게 솔직한 제 마음을 털어놓았습니다.

"그러니까 알겠더라고요. 제가 너무 높은 목표를 잡고 ○○ 님을 힘들게 한 건 아니었나, 함께 박자를 맞춰가야 하는데 제가 너무 빨리 나가니까 ○○ 님이 힘겹게 따라오고 있다는 생각이 들었어요. 특히 지난주가 그랬어요. 미안해요."

정중히 사과하자 환자는 약간 놀라는 눈치였습니다. 평소에도 말이 거의 없던 그였기에 어떤 대답은 없었습니다. 저는 개의치 않고 말을 이어나갔습니다.

"그런데도 ○○ 님은 제 요구를 피하지 않고 모든 걸 다 했어요. 무릎이 아프고 다리도 떨리고 힘이 풀려 넘어질 것 같은 불안감도 있었는데 버틸 수 있을 만큼 버텨낸 거예요. 누구보다 힘들었을 텐데 ○○ 님은 그걸 감내해낼 만큼 강한 분이란 걸 알게 되었어요."

사실이었습니다. 제 치료가 실패로 끝난 그날, 오히려 그가 가진 강점이 더 빛났으니까요. 저는 제가 느낀 그대로 인정해주었습니다. 그리고 말을 이어갔습니다.

"문제는 ○○ 님의 목표가 불분명한 거예요. 그러니 제가 정한 목표대로 진행할 수밖에 없는데 저는 여기에서 의문이 들어요. 과연 이 운동을 하는 게 ○○ 님에게 어떤 도움이 될까. 이 치료가 정말 도움이 되기 위해서는 ○○ 님의 목표를 만드는 게 필요해요."

그는 제 말에 동의했고 이날은 치료가 순조롭게 진행되었습니다. 그리고 치료가 끝나기 5분 전에 그는 자신의 목표를 말해주었지요.

"선생님, 저 목표가 있어요."

매주 확인하고자 했던 바로 그 목표. 목표 같은 건 없다던 그가 드디어 말문을 열었다.

"저 연말까지 무술 시합에 나가보고 싶어요."

"연말이면 앞으로 6개월이 남았네요. 말해줘서 정말 고마워요. 그런데 6개월 안에 무술 시합에 나가는 것이 현실적으로 가능하다고 생각하시나요?"

"네, 지금처럼 재활하면 될 것 같아요."

"좋아요. 그럼 6개월 뒤 무술 시합에 나간다는 큰 목표를 이루기 위해 2주 안에 완성해야 할 작은 목표는 무엇일까요? 전 무술 시합에 필요한 동작이 무엇인지 정확히 몰라요. 그러니까 ○○ 님이 그 목표를 이루는 데 필요한 동작과 관련된 목록을 다음 시간까지 모두 적어오세요. 저도 무술 시합 영상을 찾아보면서 분석할게요. 그리고 다음 주에는 당장 이룰 수 있는 목표부터 가장 어려운 목표까지 적어서 점수를 매기고, 하나씩 이뤄나갈 수 있도록 운동을 구성할 거예요. 이번 주 과제는 최대한 구체적으로 무술 동작을 떠올려보는 겁니다."

이렇게 잃어버릴 뻔한 재활 방향을 잡았습니다.

그날 이후로 우리는 진정한 파트너가 되어 목표를 위한 작은 발걸음을 뗄 수 있었죠. 이 경험을 계기로 재활 정체기를 이겨내는 방법을 배웠습니다. 그것은 '솔직함'입니다. 치료사로서 느끼는 감정을 솔직히 말하고 잘못된 부분을 인정함과 동시에 환자가 가진 장점을 인정해주는 것이죠. 이 과정은 환자의 성장하고자 하는 마음에 불을 지펴주고 더 나은 방향으로 나아갈 힘을 얻게 해주었습니다.

통증 교육은
통증 관리의 핵심이다

누구나 사회에 첫발을 내디뎠던 순간을 잊지 못할 것입니다. 저는 운 좋게 처음 봤던 면접을 통과해서 생애 첫 직장을 구할 수 있었습니다. 당시 면접관은 저에게 '물리치료사는 어떤 일을 하는 직업이라고 생각하느냐'라는 질문을 했고 저는 이렇게 답변했었죠.

"물리치료사는 교육자라고 생각합니다. 성공적인 재활을 위해서는 환자들이 치료 과정을 잘 이해해야 하므로 우리는 어떻게 하면 환자에게 잘 설명할 수 있을지를 늘 고민해야 합니다. 치료 기술은 증상을 완화하는 데에만 효과적이지만, 교육은 환자들이 증상을 스스로 관리하는 데 도움을 줄 뿐만 아니라 질병을 예방하는 효과도 있으니 저는 물리치료사가 교육에 더 많은 관심을 쏟아야 한다고 생각합니다."

즉흥적인 답변이었으나 저는 여전히 이 소신을 지키고 있습니다.

'아는 것이 힘이다'라는 말은 누구에게나 적용될 수 있지만, 아픈 환자에게는 특히 더 중요합니다. 환자가 통증에 관해 어떻게 알고 있는지에 따라 통증 대처 방식이 달라지며 치료 효과도 바뀌는 사례를 많이 봤습니다. 제가 하는 교육은 병원에서 환자에게 제공하는 기존 교육과는 차이가 있습니다. 현재 대부분의 병원에서 이뤄지는 환자 교육은 환자가 가진 해부학적 이상이나 병리적 문제를 설명해주는 방식입니다. 이는 약 400년 이상 이어져 온 환자 교육법이지만, 통증을 폭넓게 이해하려는 시도를 차단하고 불안을 증가시켰으며 의료진 중심의 치료를 낳기도 했습니다. 스스로 통증에 대처할 힘을 길러주어야 하는 만성통증 환자에게는 적합한 교육방식이 아니었던 것이죠. 그 때문에 기존 방식의 한계를 극복할 새로운 교육이 필요했고, 그러한 배경에서 등장한 것이 바로 통증 교육입니다.

통증 교육은 통증에 대한 새로운 개념을 환자에게 알려주어 위협과 불필요한 두려움을 낮추는 데 목적이 있습니다. 필요에 따라 환자가 가진 병리적 문제를 설명하기도 하지만 통증 교육은 주로 통증이 발생할 때 우리 신체 내에서 일어나는 신경생리학적 변화를 환자에게 설명해줍니다. 여기에 포함되는 내용은 통증의 목적, 통증 발생 메커니즘, 통증 억제 기전, 통증에 영향을 주는 다양한 요인이며, 환자의 언어로 이해하기 쉽게 설명하는 것이 통증 교육의 핵심입니다. 그 교육 덕분에 70대 할머니도 통증의 최신 이론인 신경 매트릭스를 이해할 수 있으며, 10대 학생이라도 복잡한 통증 메커니즘을 깨닫게 됩니다.

저는 흥미로운 이 교육법에 매료되어 쉽고 재미있게 통증 문제를 설명하는 방법들을 연구하며 제법 많은 통증 교육을 진행했습니다. 주부에서 변호사까지 그들이 가진 직업이나 배경지식과 상관없이 교육을 시행했고, 일대일 교육이나 단체 강의 형식으로도 진행했으며, 환자와 일반인 모두에게 통증 교육을 시도해보았습니다. 그렇게 강의한 내용을 정리해서 통증 교육에 관한 책을 출간하기도 했습니다.

치료사라면 새로운 치료 기술을 배우는 데 많은 시간과 돈을 투자하겠지만 저는 치료 기술을 배우는 것과 동시에 통증 교육에도 열정을 쏟았습니다. 제가 그렇게 했던 이유는 교육도 치료 기술 못지않게 효과적으로 통증을 조절해주며, 치료 기술과는 다르게 환자 스스로 통증 문제를 대처할 힘을 길러준다는 장점 때문이었습니다.

벨기에 루벤대학교 심리학과 블레이엔 교수의 잘 알려진 이론, 두려움-회피 모델에 따르면 통증을 경험할 때 회복의 길로 갈지 아니면 고통의 악순환으로 빠져들게 될지를 결정짓는 것은 바로 통증에 대한 당사자의 신념입니다.[11] 따라서 유럽이나 호주, 미국에서는 잘못된 통증 신념을 변화시키는 데 효과적인 통증 교육에 오래전부터 관심이 높았고 그 효과를 연구를 통해 밝히려고 노력했습니다.[12]

지금까지 이뤄진 연구 결과를 보면 통증 교육은 움직임에 대한 공포를 낮추고, 통증 만성화에 기여하는 핵심 요인 가운데 하나인 통증 파국화(통증에 지나치게 집중하고 과대 해석하며, 통증에 대처할 수 없을 것이라는 무력감)를 줄일 수 있다고 합니다. 아울러 통증 교육은 환자 스스로 통증을

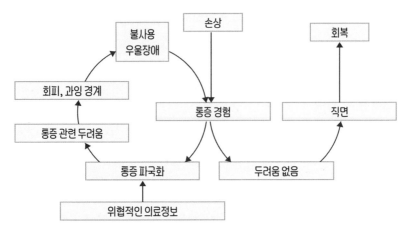

그림 2. 두려움-회피 모델(출처: Vlayen, 2007.[13])

대처하는 능력을 높여주었다고 하니 만성통증 관리에서 통증 교육이 매우 중요한 역할을 하고 있다는 사실을 부정하기는 어렵습니다.

저도 임상에서 통증 교육의 놀라운 효과들을 경험하곤 합니다. 교육이 끝나면 '할렐루야'를 외치며 조금 더 일찍 이 사실을 알았더라면 그동안의 치료 실패를 모면할 수 있었을 거라는 얘기를 치료사들에게 듣기도 하고, 통증에 대한 오해가 정리되면서 도저히 움직여지지 않던 허리를 환자가 자유롭게 움직이는 모습도 봤습니다. 생각이 우리 몸을 지배하고 있다는 사실을 그때 깨달았죠. 한 번도 만난 적은 없으나 통증 교육에 대한 다양한 이야기를 담고 있는 제 블로그 글을 정독한 어느 유학생은 글을 읽고 나서 신기하게도 저절로 통증이 감소되는 경험을 했다며 이메일을 보내오기도 했습니다.

그러나 통증 교육이 언제나 성공적이었던 것은 아니었습니다. 통증 교육을 진행했지만 기대하던 반응이 없었던 적도 있었으니까요. 환자가 아플까 봐 걱정하면서 움직이려 하지 않을 때 그 이유를 단순히 통증에 대한 부정적인 정보 탓으로만 돌릴 수는 없습니다. 정도의 차이는 있겠지만 통증을 피하고 싶은 건 누구나 마찬가지이며, 범불안장애(다양한 사건과 활동에 대한 지속적이고 과도한 불안과 걱정이 특징인 심리장애)가 있는 사람들은 통증에 관한 어떤 정보를 가졌는지와 상관없이 불안을 느끼면서 통증에 지나치게 집착할 것입니다. 통증이라는 난관 앞에서 다시 정상적인 삶을 찾으려는 의지인 회복 탄력성이 낮은 사람들도 교육을 통해 그 기질 자체가 바뀌기는 어려울 수 있습니다. 이런 경우에는 아무리 질 높은 통증 교육이 제공되더라도 환자의 변화를 기대하기 어렵습니다.

교육 특성상 인지 결함이 있는 환자라면 적용에 제한이 있을 수도 있습니다. 통증 교육은 높은 지능을 요구하지는 않습니다. 교육 대상자에게 맞춰서 전달 수준을 유연하게 조절하기 때문에 학력이나 지능은 크게 중요하지 않습니다. 그런데도 환자의 인지적 수준을 치료사들이 미리 예단하고 정보 제공을 위한 노력을 포기하는 바람에 통증 교육의 효과를 환자가 누리지 못하는 경우가 있습니다. 대표적으로 병원에서는 노인 환자를 교육하기 꺼린다는 얘기가 들립니다. 교육해봤자 이해하지 못한다고 생각하기 때문인데요. 그러나 70대 노인의 추론능력은 20대와 비교했을 때 큰 차이가 없습니다. 언어능력은 70대가 20대 젊은 사람들보다 오히려 더 높고요. 다만 지각 속도가 20대에 비해 다소 떨어지기 때문에 조금만 속도를 늦춰 천천히 교육한다면 그들도 통증 교육의 장점을 누릴 수 있습니다.[14]

사실 통증 교육이 힘든 이유는 단순히 지식 전달만을 목적으로 하지 않기 때문입니다. 정보 제공이 목적이라면 무엇을 전달할지만 결정하면 되고, 어떻게 전달할지는 고민하며 연구할 필요가 없겠지요. 의료진이나 치료사는 당연히 환자보다 더 많은 의료정보를 가지고 있으니 그들이 가진 정보를 나눠주면 그만입니다. 하지만 통증 교육은 변화에 목적이 있습니다. 통증 교육을 통해 환자의 생각과 행동이 바뀌길 원합니다. 통증 관리에 수동적이며 무기력한 사람들이 능동적이고 적극적으로 통증 관리의 주체가 되길 바라며 통증 교육을 진행합니다.

그래서 통증 교육이 어렵습니다. 단순히 좋은 말만으로는 사람을 변화시키는 데 한계가 있습니다. 금연 교육을 생각해보면 금세 이해할 수 있을 겁니다. 사회에서는 다양한 매체를 통해 금연의 필요성에 대한 정보를 흘려보내고 있지만 단순히 그런 교육을 듣는다고 해서 금연에 성공하는 사람은 많지 않습니다. 또한 사람은 바른 말이라 할지라도 너무 몰아세우면 오히려 반대로 행동하게 되기도 합니다. 따라서 통증 교육을 할 때는 지혜가 필요합니다.

그렇다면 어떻게 해야 효과적인 교육이 이뤄질 수 있을까요? 환자의 변화를 위해서는 다음과 같은 몇 가지 원칙을 지켜야 합니다.

첫째, 교육은 환자가 원할 때 이뤄져야 합니다.

교육은 치료사가 원할 때보다 환자가 원할 때 해야 효과적입니다. 환자들을 도와주고 싶은 마음으로 교육에 열정을 내는 치료사가 많지만 듣는 사람이 귀를 막고 있으면 의미 없는 교육이 되고 맙니다. 환자에게 궁금증이 생기도록 하여 교육에 관심을 두게 하는 과정이 필요합니다. 예를 들어 "허리통증이 없는 많은 사람도 ○○ 님처럼 디스크가 손상된 경우가 많은데 그들은 왜 아프지 않을까요?"라고 묻는다거나 "손상되면 무조건 아파야 한다고 생각하는데, 어디서 다쳤는지도 모르게 몸에 멍이 들어 있는 경우는 왜 그런 걸까요?"라는 질문을 던져서 평소 알고 있던 통증 상식에서 벗어나는 사례에 대해 생각해보게 하는 식으로 통증 교육에 대한 관심을 불러일으킬 수 있습니다.

둘째, 한 번에 많은 내용을 전하면 안 됩니다.

교육은 철저히 환자중심으로 이뤄져야 합니다. 병원은 의사나 치료사가 얼마나 유식하고 학식 있는 사람인지를 뽐내는 공간이 아닙니다. 항상 환자 입장에서 환자가 얼마나 이해할 수 있는지를 고려해 한 번에 조금씩 정보를 제공하는 것이 좋습니다. 환자들이 한 번에 너무 많은 정보를 접하게 되면 내용을 기억하기도 어렵거니와 혼란을 겪을 수도 있습니다.

또한 설명하는 중간에 "제 말을 이해하시겠어요?", "설명을 듣고 나니 어떤 생각이 들어요?", "이 부분은 어떻게 생각하세요?"라고 물으면서 환자가 교육 내용을 잘 이해하고 있는지 확인하는 게 좋습니다. 특히 여러 병원을 다녔던 환자라면 기존에 알고 있는 정보와 상충하는 내용을 들을 때 혼란스러워하므로 교육 중간마다 점검해보는 과정이 필요합니다.

셋째, 환자의 선택을 존중해야 합니다.

치료사가 하는 교육은 분명 환자에게 도움이 되겠지만 그렇다고 설득하려는 자세로 임하면 안 됩니다. 인간은 누구나 변화하고 성장하고자 하는 마음과 함께 안주하고 싶은 마음도 가지고 있습니다. 환자들에게는 적극적으로 통증을 관리하고 싶은 마음도 있지만 동시에 익숙한 대로 병원에서 알아서 해주길 바라는 마음 또한 있지요. 어느 한쪽에 서서 힘을 실어주는 것은 마치 용수철을 한쪽으로 당기는 것과도 같아서 환자가 반대로 행동할 가능성을 높입니다. 그러므로 교육을 제공할 때는 환자가 어떤 선택을 하든 존중한다는 중립적인 자세를 가지는 것이 좋습니다.

무도회장에서 춤추자는 제안을 거절당한 청년이 자신과 춤을 추면 얼마나 좋을지를 상대방에게 설명하고 있는 상황을 가정해봅시다. 그래도 상대방이 재차 거절하자 이번에는 왜 나와 같이 춤을 추지 않느냐며 다그치고 춤추기를 강요한다면 어떻게 될까요? 그 청년은 상대방과 춤출 기회를 영영 잃게 되겠지요. 그럴 때는 상대방의 의견을 존중하며 다음 기회를 노리는 게 더 좋은 방법입니다. 환자에게는 치료를 거부할 권리도 있다는 사실을 기억하며 그들의 생각을 존중해주어야 합니다.

PHYSIO-THERAPIST

(제3장)

전설의
치료로

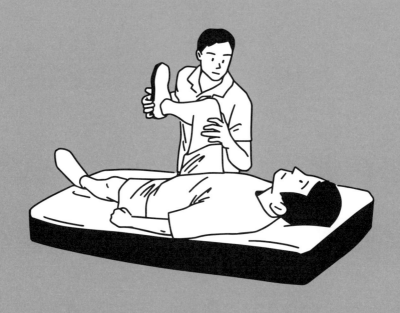

가는
과정

움직이는 자유를 잃었다.
그리고 살아 있다

대학병원에서 근무할 때의 일입니다. 대학병원에서는 치료실이 아닌, 환자가 있는 병실이나 중환자실에서 치료를 진행할 때도 있습니다. 상태가 좋지 않아 치료실로 내려올 수 없는 환자나 수술 후 안정상태가 필요한 환자들에게 최소한의 움직임이라도 시켜주어 관절의 뻣뻣해짐을 예방하고 합병증이 오는 것도 막기 위해서지요.

중환자실에 누워 있는 환자들은 언젠간 자기 몸을 움직이기 위해 누군가로부터 도움을 받게 될 것임을 건강할 때는 전혀 알 수 없었을 것입니다. 만약 미리 알고 있었다면 종일 책상 앞에 앉아서 시간을 보내는 대신 가고 싶은 곳을 향해 쉼 없이 달렸겠지요. 미루기만 했던 가족여행을 다녀오거나, 자녀를 학교까지 데려다주는 일상을 포기하지 않았을 거고요. 그러나 간병인의 도움 없이는 돌아눕지도 못하게 되었을 때에야 비로소 움직임이 얼마나 소중한지를 알게 됩니다. 상실감. 여전히 두 팔과 두 다리가 온전히 남아 있지만 더 이상 자신의 명령에 따르지 않을 때 느끼는 감정입니다.

물리치료사의 도움을 기다리는 환자들이 많아서 대학병원 물리치료실은 언제나 바쁘게 돌아갑니다. 저 역시 유난히도 빨리 움직이는 대학병원 시계에 맞추려면 병실 치료를 신속하게 마치고 내려와야 합니다. 그날도 병실 곳곳을 돌며 바삐 움직였죠. 그러다가 어느 1인 병실에 들어갔습니다. 그곳에는 건장한 체격의 40대 남성이 홀로 누워 있었습니다. 흉추부 척수손상. 외상으로 등을 다쳤고 그로 인해 다리를 전혀 움직이지 못하는 척수손상 환자였습니다. 침묵이 감도는 병실에서 저는 묵묵히 그의 관절을 움직여주었습니다.

잠시 후 적막을 깨뜨린 건 그의 나지막한 목소리였습니다.

"선생님, 전 앞으로 이렇게밖에 살지 못하겠죠?"

희망을 완전히 잃어버린 듯한 목소리를 통해 저에게 질문하기 전, 이미 다른 의료진에게 같은 질문을 했고 그가 들은 대답이 비관적이었다는 것을 짐작할 수 있었습니다. 사실 질문이라기보다는 집중해서 듣지 않았다면 의미 없는 중얼거림처럼 들렸을 정도로 소리가 작았습니다. 상실감을 느끼는 그에게 어떻게 답해줘야 할지 몰라 고민하다가 조심스럽게 입을 열었습니다.

"김○○ 님, 항문에 힘줄 수 있으시겠어요?"

"네."

"항문에 힘이 들어가세요?"

"네."

그는 여전히 기운 없는 듯 나지막하게 대답했습니다.

"그럼 발가락을 한번 구부려보시겠어요?"

저의 요청에 그는 발가락을 있는 힘껏 구부리려고 애를 썼습니다. 생각만큼 잘 움직여지진 않았으나 발가락은 경미하게 움직이고 있었죠. 그 모습을 지켜본 저는 조금 안도하는 마음으로 답해주었습니다.

"척수 불완전 손상이시네요. 그리고 나이가 50대 미만이시니까, 물론 치료실에 내려오셔서 종합적인 평가를 해봐야겠지만 내년에 사회적 보행이 가능할 가능성이 90% 정도예요."[15]

보행 가능성이 크다는 말에 그는 정신이 번쩍 드는 듯했습니다. 사고 이후로 처음 듣는 희망 메시지를 놓치고 싶지 않다는 듯이 다급하게 물었죠.

"그럼 제가 다시 걸을 수 있다는 말씀인 건가요?"

"아…. 척수손상을 당하셨기 때문에 도움 없이 혼자서 걸을 수는 없습니다. 하지만 김○○ 님처럼 50대 미만이면서 불완전 손상을 입은 경우라면 1년 뒤에 다시 일상으로 돌아갈 가능성이 90%로 높아진다는 얘기예요. 몸은 여전히 불편하시겠지만, 휠체어나 보조도구를 활용한다면 다시 일하는 것도 가능하다는 얘기예요."

다시 일할 수 있다는 말에 그의 눈시울이 붉어졌고 입술은 파르르 떨렸습니다. 저는 그의 손을 잡으며 말해주었습니다.

"물론 이 과정이 쉽지는 않습니다. 김○○ 님은 많은 것들을 배우셔야 해요. 마치 어린아이가 걸음마를 떼는 과정처럼 스스로 몸을 가누는 법을 익히셔야 하거든요. 돌아눕고, 앉을 수 있어야 하고, 앉은 자세를 유지해야 복귀가 가능해집니다. 재활은 말처럼 쉽지 않아요. 하지만 우리 인생이 늘 그렇듯이 의미 없는 고통은 없어요. 김○○ 님의 일상은 이 과정을 거치면서 회복될 거예요. 그러니 치료실에 오게 되면 재활에 적극적으로 참여해주세요. 중요한 건 김○○ 님의 의지니까 절대로 포기하지 마세요."

　사람들은 중추신경계가 한번 손상되면 절대로 회복되지 않을 거라고 생각하는데, 사실 그렇지 않습니다. 우리 몸은 늘 그래왔듯이 회복을 위해 최선을 다합니다. 중추신경계도 예외는 아니죠. 손상된 신경세포를 대체할 새로운 신경세포가 생성되고, 새로운 혈관이 성장해서 손상된 영역에 혈액을 공급하기도 하며, 신경성장물질은 단절된 신경을 연결하기 위해 노력할 것입니다. 이러한 노력은 손상 후 보통 6개월 정도까지 활발히 이뤄지기 때문에 이 시기가 재활 과정에서 매우 중요합니다. 손상을 입은 지 얼마 되지 않은 환자들이 물리치료실에 몰려드는 이유가 바로 여기에 있습니다.

　재활에 임하는 환자 못지않게 그들을 돕는 물리치료사도 최선을 다합니다. 일상으로의 복귀를 위해 구슬땀을 흘리는 치료실 밖에는 그들을 안타깝게 바라보는 가족들이 기다리고 있으니까요. 물리치료사는 서 있기도 힘든 사람들을 부축해서 걷기 훈련을 시켜줍니다. 만약 회복이 어렵다면 목표 성취를 위한 대안적인 방법을 제시하기도 하지요.

물론 재활이 모두 성공적이지는 않습니다. 손상의 심각성이나 손상될 당시의 나이, 뇌 구조의 개인차, 재활 동기 또는 정서적 요인들이 회복에 영향을 미칩니다. 이 중에서 치료사가 바꿀 수 있는 건 재활 동기나 정서적 요인 정도입니다. 그러므로 저는 환자의 재활 동기를 높이고, 긍정적 정서를 끌어내는 데 집중합니다. 김○○ 님에게 조언했던 것도 사고 후에 우울한 마음속에 가려졌던 '다시 일어나고 싶다'는 동기를 끌어내기 위해서였죠.

나중에 알게 되었지만 제가 병실을 찾았을 때 그는 자살을 계획하고 있었다고 합니다. 의사는 그의 생물학적 사망은 막아냈지만 그를 다시 걷거나 자유롭게 움직이게는 할 수 없었습니다. 부양해야 할 가족이 있는 그가 할 수 있는 게 아무것도 없다고 느꼈을 때, 차라리 죽었더라면 좋았을 거라는 생각에서 벗어날 수 없었다고 합니다.

그날 저는 그에게 다가가 사회적 사망 판정을 유예해주었습니다. 그는 걸을 수는 없으나 사회적 참여마저 박탈당한 건 아니었죠. 아직은 회복을 기대할 수 있는 급성기 단계에 있으며, 선행 연구들은 그가 가진 조건이라면 사회 복귀가 가능하다고 말해주었습니다. 아직은 그의 인생을 통해 이뤄야 할 과업이 남아 있다고 생각합니다. 그는 예전처럼 자기 몸을 자유롭게 움직일 수는 없습니다. 그런데도 자기 인생을 살아야 하지요. 자유로운 움직임이 그의 전부는 아닙니다. 그걸 깨달았을 때 그는 회복하고자 하는 의지를 냈고, 저는 소중한 의지가 꺾이지 않도록 옆에서 최선을 다해 도왔습니다.

나는
뛰고 싶다

제가 근무하는 치료실 구석에는 스텝박스가 놓여 있습니다. 높이가 조절되는 이 스텝박스는 주로 에어로빅이나 유산소 운동을 할 때 사용됩니다. 하지만 저는 스텝박스를 조금은 특별한 의식을 위해 사용하지요.

스텝박스 위에 한 여성이 올라섰습니다. 이 여성은 6개월 전에 '발목 염좌'를 진단받았죠. 당시 그녀를 진료했던 정형외과 의사는 경미한 인대 손상으로 판단해 2주간의 발목 깁스를 처방했습니다. 과거에도 여러 번 발목을 접질린 적 있던 그녀는 불편을 조금만 감수하면 곧 괜찮아질 것으로 생각했습니다. 그런데 의사가 약속한 2주가 지났음에도 아픔이 사라지지 않았습니다. 다쳤을 때처럼 발을 디딜 수 없을 만큼의 통증은 아니었지만, 가만히 있어도 불편한 발목은 일하는 중에도 계속

신경 쓰이게 했습니다.

그렇게 6개월이 흘렀습니다. 예상보다 통증이 길어지자 주사치료와 체외 충격파, 도수치료까지 다양한 치료를 받아 통증을 없애려고 했습니다. 그런데 치료를 반복하면 할수록 그녀는 발목 통증에 더욱 집중하게 되었고 신기할 정도로 아픔은 항상 그대로였습니다.

기대처럼 통증이 없어지지 않을 때 사람들은 걱정을 합니다. 발목 상태가 좋지 않아서라고 생각하니까 계속 검사를 받게 되고, 그런데도 검사에서 특별한 문제를 찾지 못하면 좌절감과 함께 더 많은 의구심이 들지요.

'나는 지금도 아프다고. 그런데 아무런 문제가 없다니 그게 무슨 소리지? 분명 아직 발견하지 못한 큰 문제가 있을 거야.'

한번 이런 생각이 들기 시작하면 걷는 것조차 두려워집니다. 자기 발목을 믿지 못하게 되죠. 그런 그녀가 최근에 아픈 발목을 다시 접질리는 경험을 했습니다. 얼마나 두려웠을까요. 그렇게 저를 찾아온 그녀에게 물었습니다.

"자기 발목에 대한 믿음을 점수로 표현한다면 몇 점이나 될까요?"

"100점 만점이라면 30점이에요."

"왜 그렇게 점수가 낮아요?"

"이제 제 발목에 인대가 몇 개 남지 않은 듯한 기분이 들어요. 여러 번 다치면서 인대가 많이 없어진 것 같아요."

자기 발목을 믿지 못한다는 그녀를 스텝박스 위에 올라서게 했습니다. 높이는 가장 낮춰서 약 10cm 정도였죠. 저는 그녀에게 말했습니다.

"지금 스텝박스 위에 올라간 이유는 아래로 내려오기 위해서입니다. 가볍게 뛰어내릴 거예요. 하지만 제가 말했다고 해서 억지로 뛸 필요는 없습니다. 하나만 생각하세요. 나는 여기서 뛰어내리고 싶은가, 아니면 그냥 내려오겠는가. 혹시 뛰어내리고 싶은 마음이 든다면 마음이 시키는 대로 하세요. 명심해야 할 것은 한번 뛰기 시작하면 번복할 수 없다는 겁니다. 무슨 말이냐면 뛰어내리는 중간에 되돌릴 수는 없다는 겁니다. 아시다시피 중력이 있으니까요."

그녀는 제 말을 듣고 잠시 생각할 시간을 가졌습니다.

"어떻게 하시겠어요?"

"뛰고 싶어요."

제가 기다리는 동안 그녀는 마음속에 있는 '뛰고 싶다'는 의지를 확인한 것이었죠. 저는 이 소중한 싹을 틔우기 위해 재차 물었습니다.

"다시 한번 말씀해주시겠어요?"

"네, 뛰고 싶어요."

"그럼 제가 말한 것처럼 마음이 시키는 대로 하세요."

잠시 머뭇거리던 그녀는 이내 무릎을 조금 구부리더니 살짝 뛰어내렸습니다. 저에게 이 순간은 늘 긴장이 됩니다. 고작 10cm 높이에서 뛰어내리는 것이니 다칠까 봐 걱정되는 건 아닙니다. 제가 긴장하는 이유는 뛰어내리고 싶다는 의지의 반대편에 있는 내면의 소리에 휘둘려 의지를 실천으로 옮기지 못하게 되는 것에 대한 우려 때문입니다. 설사 뛰어내리지 않더라도 저는 그녀의 선택을 존중해주어야 합니다. 그녀가 뛰도록 떠밀 수는 없는 노릇이지요. 그건 저의 의지이지 그녀의 의지가 아니기에 효과적이지 않습니다. 그래서 환자가 어떤 선택을 하는지 긴장하며 기다립니다.

다행히 그녀는 뛰어서 스텝박스를 내려왔습니다.

"뛰어보니 어때요?"

"어? 괜찮은데요?"

"그러면 다시 스텝박스 위로 올라가서 뛰어내려 보시겠어요?"

그녀는 다시 스텝박스에서 뛰어내렸고 이 과정을 열 번 이상 반복했습니다. 계속해서 뛰어내리면서 숨이 가빠질 때쯤 제가 물었습니다.

"아직도 발목 인대가 몇 개밖에 남지 않은 것처럼 느껴져요?"

나의 질문에 그녀는 웃음을 지어보였습니다.

"아니요."

"맞아요. 인대는 뼈를 지탱해주는 역할을 하는데, 정말 인대가 없다면 뛰어내리는 과정에서 뼈가 제자리에 있지 못했을 거예요. 그럼 발목에 대한 믿음을 다시 점수로 표현한다면 몇 점을 주고 싶어요?"

"음, 80점요."

"처음에는 30점이었는데, 점수가 꽤 올랐네요."

일반적으로 통증은 그 부위가 손상됐을 때 심해지다가 손상된 조직이 회복하면서 서서히 사라지게 됩니다. 이럴 때 우리는 아픈 부위가 나을 때까지 가능하면 자극을 가하지 않아야 한다고 생각하죠. 그러나 어떤 통증은 손상된 조직이 회복하는 데 필요한 시간이 충분히 흘렀음에도 여전히 남아 있습니다. 이 경우에는 아프지 않을 때까지 기다려보는 전략이 그리 도움이 되지 않지요. 아프더라도 자신이 오래전에 다쳤던 부위가 잘 기능할 수 있다는 사실을 믿어야 합니다. 그 믿음이 커질 때 비로소 조절되지 않던 통증을 다스릴 수 있게 됩니다.

사람은 누구나 움직이고 싶어 합니다. 반복되는 통증이 무서워서 그냥 누워만 있겠다고 말하는 사람들조차 그 마음속에는 공원을 산책하고 싶은 소망이 있기 마련입니다. 하지만 통증에 대한 두려움이 커지다보면 마음이 원하는 대로 할 수 없게 되어버립니다. 치료실 구석에 있는 스텝박스는 환자 마음속에 있는 움직이고 싶은 동기를 돌아보게 해줍니다. 물론 올라가서 아래를 내려다보면 당연히 두려움도 느끼겠지만, 두려움에 가려져 있던 뛰고 싶은 의지를 확인할 기회를 얻는 것입니다.

두 마음 사이에서 환자는 어떤 결정을 내리게 되겠지요. 의지가 두려움을 한 번 이기게 되어 뛰어내리더라도 두려움이 완전히 밀려나는 건 아닙니다. 두려움은 그리 만만한 존재가 아니기에 저는 반복해서 환자를 뛰게 합니다. 그러면서 환자는 자기 몸이 생각보다 더 튼튼하다는 것을 깨닫게 되고 자신감이 커지면서 두려움은 설 자리를 잃게 됩니다. 그렇게 통증 때문에 갇혀 있던 일상의 한 부분이 해결되면 통증도 통제할 수 있게 됩니다.

돌처럼 굳어버린 몸을
깨뜨리는 방법

걸어보자는 제안에 안○○ 님은 한참을 망설입니다. 걷기 싫어서가
아니라 걷고 싶지만 쉽게 발걸음이 떨어지지 않는 그는 파킨슨병 환자
입니다. 파킨슨병 환자는 움직임을 시작하려고 할 때부터 어려움을 겪
습니다. 그러다가 걸음이 떨어지면 짧은 보폭으로 발을 질질 끌면서 걷
는데, 이번에는 멈추는 데 애를 먹습니다. 이렇게 움직임의 시작과 정
지에 문제를 보이는 파킨슨병은 재활이 필요한 대표적인 질환입니다.

구부정한 자세로 우두커니 서 있는 안○○ 님은 언제나 표정 변화가
없습니다. 저에게 화가 난 게 아니라 마스크를 쓴 것처럼 표정을 잃어버
렸기 때문이지요. 재활 중에 기쁠 때도 있고 답답할 때도 있겠지만 그의
표정은 늘 한결같습니다. 얼굴은 감정을 드러내지 않지만, 치료가 끝나
면 아주 작은 목소리로 고맙다는 말을 저에게 들려주곤 했습니다. 떨리

는 손과 근육 강직은 그가 하던 대부분의 활동을 중단하게 만들었고, 최근에는 상태가 더욱 악화하여 입원 후 집중 치료를 받아야 했습니다.

파킨슨병에 대해서 잘 모르는 이들도 파킨슨병에 걸린 한 유명한 권투선수는 기억할 겁니다. 나비처럼 날아서 벌처럼 쏘아댔던 20세기 최고의 권투선수 무하마드 알리는 화려한 권투 실력 못지않게 파킨슨병에 관한 투병으로도 널리 알려져 있습니다. 링 위에서 날아다녔던 그도 파킨슨병 앞에서는 무력했고, 병이 악화되고 나서는 팬들에게 해주는 사인도 알아보기 힘들 정도가 되었죠.

파킨슨병은 기저핵 흑질 영역이 손상되어 도파민 생성이 줄어들어 발생하는 질환으로 알려져 있습니다. 그러니까 세상에서 가장 뛰어난 운동신경을 가졌던 무하마드 알리를 움직이지 못하게 만든 범인은 눈에 보이지도 않을 정도로 작은 신경전달물질인 도파민이었죠. 감소한 도파민은 무하마드 알리를 넘어뜨렸을 뿐만 아니라 전 세계에서 연간 620만 명의 사람들을 파킨슨병에 걸리게 합니다. 따라서 도파민 생성을 돕는 약물치료가 파킨슨병을 관리하는 데는 필수적이지만 그렇다고 병의 진행을 완전히 막아주진 않습니다.

그러므로 의학의 불완전함을 돕는 조력자, 물리치료사는 파킨슨병을 앓고 있는 환자들에게 꼭 필요한 존재입니다. 물리치료사는 운동치료를 통해 환자의 걷기 능력을 향상시키고 일상 활동을 유지하도록 도와줍니다. 운동은 도파민 증가와도 관련되어 있으니 치료사와 함께하는 재활은 파킨슨병 환자에게 유용합니다.

그렇다고 해서 운동이 파킨슨병의 진행을 막아주는 것은 아닙니다. 기저핵 손상이 진행되는 중에도 우리 뇌는 매우 효과적으로 기저핵의 기능을 보상합니다. 그러다 노화가 진행되어 보상 기능이 떨어지면 그제야 파킨슨병 증상이 드러나게 되지요. 그러므로 파킨슨병을 진단받았다면 이미 뇌 손상이 진행된 이후입니다. 손상된 뇌는 되돌리기 어렵기 때문에 약물치료든 운동이든 병의 진행을 최대한 늦추는 데 초점을 두게 됩니다.

평소 우리가 몸을 움직이려고 할 때는 그렇게 큰 노력이 필요하지 않습니다. 기저핵은 그동안 반복했던 수많은 움직임을 프로그래밍해서 저장해놓은 창고와 같은 곳입니다. 움직이고 싶은 마음만 있다면 익숙한 운동 패턴을 꺼내서 몸을 효율적으로 움직이면 그만입니다. 그러나 파킨슨병 환자는 기저핵이 손상되었기에 내면의 의지에 따라 움직이기가 어렵습니다.

그러므로 저는 파킨슨병 환자를 움직이기 위해 다양한 외부 자극을 이용합니다. '하나둘, 하나둘' 하는 구호에 맞춰 걷게 하거나 손뼉을 치면서 걷는 연습을 시키기도 합니다. 소리를 이용해 걷기를 유도하는 방법이지요. 때로는 바닥에 일정하게 붙여놓은 테이프를 보면서 걷게 하기도 하고, 발걸음을 얼마나 옮겨야 하는지를 불빛을 통해 알려주는 지팡이를 이용해 걷기 운동을 시키기도 합니다.

손녀와 함께 가족들이 병문안을 오기로 한 어느 날, 안○○ 님을 걷게 하는 일이 유난히 어려웠습니다. 그분도 마음 같아선 한걸음에 달려가 손주를 안고서 번쩍 들어주고 싶었겠지요. 그럴 때일수록 몸은 더 말을 듣지 않았습니다. 기존에 반응을 보이던 자극이 소용없게 되자 몸의 떨림은 더욱 거세졌습니다. 안○○ 님은 표현하지 못했지만, 그 상황에서 누구보다 빨리 벗어나고 싶었을 겁니다.

그때 마침 제 바지 주머니에 휴지가 몇 장 있었습니다. 저는 재빨리 휴지 한 장을 떼어내어 그의 눈앞으로 던졌습니다. 갑자기 나타난 휴지 조각에 주목하던 그에게 다급하게 외쳤습니다.

"이제 걸어보세요."

이 명령에 따라 드디어 그가 걸음을 떼었습니다. 순간적으로 나타난 휴지 한 장이 돌처럼 굳어버린 그를 녹였습니다. 이렇게 외적인 자극은 파킨슨병 환자를 움직이게 합니다. 자칫 실패로 돌아갈 뻔했던 그날의 재활이 무사히 끝나고, 그는 자신을 기다리는 가족을 향해 여유롭게 걸어갔습니다.

파킨슨병 환자를 볼 때면 가끔 이런 생각이 듭니다. 가족을 위해, 성공을 위해 가혹하게 통제당했던 몸이 더는 주인의 명령을 따르기 거부하는 것은 아닐까. 그럴 때는 몸 밖에서 들려오는 자극에 관심을 기울여보세요. 바쁘게 사느라 듣지 못했던 세상의 소리에 귀를 기울이고 다양한 색과 빛에 관심을 가지면서 움직이려고 하면 몸은 반응할 것입니다. 파킨슨병으로 더 이상 몸을 통제하지 못하게 되는 것이 아니라 몸을 통제하는 새로운 방식을 배우는 것이지요.

통증을 잠재우는
가장 쉬운 방법

우리는 마약을 경계하면서도 마약이란 단어를 즐겨 사용하고 있습니다. 마약 김밥, 마약 베개, 마약 통닭 등, 마약이 주는 강력함과 중독성 때문에 여러 단어 앞에 '마약'을 붙이지요(이 책이 나온 2022년 말 기준으로 더는 식품에 '마약' 등의 표시를 하지 못하게 하는 법안이 추진 중이지만요).

사람들은 통증을 강력하고 빠르게 줄이고자 오래전부터 식물로부터 마약성 진통 물질을 추출해서 통증을 억제하는 데 사용했습니다. 그중에서도 양귀비에서 추출한 모르핀은 매우 강력하고 빠르게 통증을 억제한다고 알려진 대표적인 마약성 진통제입니다. 그러나 모르핀은 강한 진통 효과만큼이나 위협적인 중독성과 부작용을 갖고 있어서, 통상적으로 사용하는 진통제에 효과를 보지 못하는 심한 통증에 사용하는 최후의 진통제입니다.

신경과학자들은 아편이 주는 쾌감을 연구하던 중에 인체 내에서도 모르핀과 같은 효과를 내는 아편 물질을 발견했습니다. 그 물질에 우리의 '몸 안(endo-)'에서 만들어낸 '모르핀(morphine)'이라는 뜻을 가진 엔도모르핀, 즉 '엔도르핀(endorphin)'이라는 이름을 붙여주었지요. 그러니까 우리 뇌는 스스로 마약성 진통 물질을 만들어낼 수 있다는 말입니다. 더구나 체내에서 생성되는 베타엔도르핀은 그 효과가 모르핀보다 800배 이상 높으며 부작용도 없습니다. 이를 '내인성 아편 물질'이라고도 하는데 고통받는 우리 몸을 구제해줄 구원자인 셈입니다. 그리고 우리는 운동을 통해서 이 구원자를 영접할 수 있습니다.

운동을 하면 통증이 줄어드는 현상을 '운동 유발성 진통 효과'라고 부릅니다. 이 효과에 관해 들으면 흔히 마라토너들이 극한 상황에 몰리게 되었을 때 역설적으로 행복감을 느끼는 러너스 하이(runners' high)를 떠올릴 수도 있겠지만, 사실 운동 유발성 진통 효과를 누리기 위해 필요한 운동강도나 시간은 정해져 있지 않습니다. 분명한 것은 베타엔도르핀을 끌어낼 수 있다면 통증은 매우 쉽게 조절된다는 점입니다. 이제 운동 유발성 진통 효과를 끌어내어 쉽게 통증을 잠재웠던 사례들을 보면서 임상에서 어떻게 적용되는지 살펴보겠습니다.

사이클, 야구, 골프와 같은 운동을 즐겨 하던 40대 초반 남성이 1년 전 어깨 부상을 입은 뒤로 심한 어깨 통증을 호소했습니다. 조용하던 병원은 그가 나타나면 언제나 적막을 깨뜨리는 비명으로 가득 찼습니다. 치료복으로 갈아입을 때나 원장님이 어깨 관절의 움직임을 평가하기 위해 그의 팔을 들어 올리려고 할 때, 또는 치료받다가 조금이라도 어깨가 움직이게 되면 어김없이 비명을 질러댔습니다. 남의 시선을 신경 쓰는 점잖은 청년이었지만 비명을 지르지 않고서는 견딜 수 없을 만큼 통증이 상당했던 모양입니다.

주사치료가 효과적이지 않자 원장님은 그에게 도수치료 처방을 내렸고 제가 그 치료를 맡아서 하게 되었습니다. 그의 통증이 얼마나 심한지 익히 알던 터라 최대한 조심히 그의 팔을 잡고 움직여보았습니다. 물론 조심한다고 하더라도 팔을 움직여야 하니 그는 몹시 아파하면서 비명을 질러댔죠. 그런데 그의 팔을 움직여본 저는 이상한 점을 발견했습니다. 그는 어깨 움직임이 심하게 제한되어 있다는 이유로 오십견 진단을 받았지만, 제가 그의 팔을 움직였을 땐 오십견 환자에게서 느껴지는 관절의 뻣뻣한 느낌이나 저항감을 전혀 느낄 수 없었습니다. 그러니까 이 환자는 다른 오십견 환자들과는 달랐습니다. 관절 문제라기보다는 심한 통증이 문제였죠. 그러니 통증을 줄일 수 있다면 어깨의 움직임도 개선될 가능성이 크다고 생각했습니다.

저는 통증을 잠재울 생각으로 통증에 민감해진 어깨에 집중하기보다는 다른 운동을 제안했습니다.

"우리 간단한 운동을 해봅시다. 벽에 기대어 무릎을 구부리세요. 그리고 할 수 있을 만큼 최대한 버텨보는 거예요."

이렇게 벽에 기대어 스쾃 동작을 유지하면서 다리 근육을 수축시켰습니다. 그렇게 2분 정도 스쾃 자세를 유지한 뒤에 잠시 휴식을 취하게 하고 나서 그에게 아픈 팔을 들어 올려 보라고 요청했습니다.

그는 천천히 팔을 들어 올렸습니다. 방금까지 몹시 아파했던 지점을 지나 팔이 점점 올라가더니 이내 귀를 덮을 만큼 들어 올려서 원래 어깨가 움직일 수 있는 끝 범위까지 도달했습니다. 마치 마법을 부리기라도 한 듯 그의 팔을 멀쩡해져 있었죠. 여러분도 알다시피 마법 주문을 외우는 것 대신에 제가 그에게 요구한 건 다리 운동 중 하나인 스쾃이었습니다. 그것도 그렇게 힘들이지 않아도 되는 낮은 수준의 스쾃이었죠. 그는 상당히 놀랐지만 저는 이 결과를 어느 정도 예상했기에 왜 이런 일이 일어났는지를 웃으면서 그에게 설명해주었습니다. 제가 한 일이라고는 내인성 아편 물질, 즉 엔도르핀이 나올 수 있도록 촉진해준 것뿐이었습니다.

우리 몸이 가지고 있는 통증 억제 기능은 매우 놀랍게 작용합니다. 40대 남성의 사례를 통해 그 효과를 확인했는데 사실 이런 일들은 치료실에선 흔히 볼 수 있어서 그렇게 놀랄 일은 아닙니다. 턱관절 장애로 입이 잘 벌어지지 않는 사람에게 다리 근육 중 하나인 햄스트링을 스트레칭해주면 입은 더 크게 벌어지며, 반대로 햄스트링 근육이 뻣뻣해서 다리가 잘 올라가지 않는 사람들은 턱관절 주변을 마사지해주면 다리 움직임이 훨씬 더 좋아지기도 합니다.[16] 이 모두가 우리 몸 안에 있는 '약상자'를 열 수만 있다면 일어나는 일들입니다. 치료란 환자가 이미 가지고 있는 약상자를 열어주는 것이고, 그러므로 치료사는 촉진자입니다.

사용하지 않으면
잃게 되는 몸

골반통증을 겪고 있는 70대 할머니가 궁금한 점이 생겨 저를 찾아왔습니다.

"엉덩이가 아픈데 걷기 운동을 해도 괜찮을까요?"

할머니는 당뇨가 있어서 오래전부터 둘레길을 걸었습니다. 그런데 주변 사람들이 70대 노인네가 무슨 운동이냐며 반대했고, 아프면 쉬어야 한다는 얘기를 듣고 한동안 걷지 못했다가 당뇨 조절에 실패했다고 합니다. 저는 할머니의 질문에 곧바로 답하는 대신에 몇 가지 운동을 따라 해볼 수 있겠느냐고 여쭈었고 할머니는 흔쾌히 동의했습니다. 저는 할머니에게 간단한 근력 운동 몇 가지와 숨이 찰 때까지 계단을 오르내리는 동작을 시켰습니다. 그리고 이마에 맺힌 땀을 닦으시는 할머니께 물었습니다.

"할머니, 운동하시니까 어때요?"

"어유, 여기서 운동하게 될 줄은 몰랐네요. 오랜만에 운동해요. 괜찮네요."

"할머니, 지금도 엉덩이가 아프세요?"

제 말에 할머니는 깜박 잊고 있었다는 듯이 아픈 위치를 찾으려고 엉덩이를 이리저리 만지면서 확인하시더니 이내 웃으면서 대답하셨습니다.

"아뇨. 이상하다. 왜 안 아프지?"

이렇게 할머니는 치료실에 들어오셨을 때 하셨던 질문에 대한 답을 스스로 찾은 듯했습니다. 그런데도 할머니는 한 번 더 확인하고 싶어 하는 눈치였습니다.

"이제 나이가 들어서 자꾸 쓰면 닳아 없어지지 않을까요?"

저는 물었습니다.

"할머니는 주로 어느 손을 많이 쓰세요?"

"오른손이오."

"그럼 어느 쪽 손이 더 힘이 세요?"

"오른손이오."

"왜요?"

"더 많이 쓰니까요."

"이미 답은 나왔네요. 그리고 직접 경험하셨잖아요. 어떻게 해야 할까요?"

그제야 안도와 함께 밝은 미소가 내비쳐졌습니다.

"저 계속 운동해도 괜찮겠네요."

제가 만약 왜소해 보이는 70대 할머니에게 퇴행성 질환을 앓고 계시니 몸을 아껴 써야 한다고 말했다면 할머니가 갖고 있으신 운동을 통한 통증 조절 능력을 촉진하진 못했을 겁니다. 치료사가 겉모습이나 나이, 진단명에만 집중하면서 환자에게 그러한 능력이 있는지 알아보려고 시도하지 않는다면 환자 스스로 통증을 조절할 기회를 잃어버리게 만들 수 있습니다. 쉬운 통증 조절을 위해 필요한 것은 환자를 향한 치료사의 믿음입니다.

많이 쓰면 닳아 없어진다는 생각도 환자가 자유롭게 운동하는 것을 방해합니다. 우리 몸은 기계와 다릅니다. 허리디스크 때문에 유산소 운동을 꾸준히 한 사람의 허리디스크는 닳아 없어지기는커녕, 운동하지 않은 사람들보다 더 건강한 디스크를 갖고 있었습니다.[17] 마찬가지로 무릎 퇴행성관절염 진단을 받은 환자들을 10년 동안 추적해본 결과, 달리기를 꾸준히 했던 그룹에서 퇴행이 더욱 더디게 진행된 것을 확인했습니다.[18]

사실 우리 몸은 청소년기를 지나면 노화의 과정으로 들어서게 됩니다. 청소년기까지는 몸을 구성하는 세포들이 증가하다가 그 이후로는 감소하기 때문이지요. 그때부터 우리는 죽음을 준비하고 있는지도 모르겠습니다. 노화를 막기 위해 아껴 써야 한다는 논리는 이미 노화 과정에 접어든 20대 청년들에게 몸을 아껴 써야 한다고 말하는 것과 같습니다. 젊은 청년들에게 그렇게 말할 수 있을까요? 그렇다면 노인들에게도 이런 조언을 당연하게 하는 것에 대해 재고해봐야 합니다. 재활의 한 가지 원칙을 기억하면서 말이죠.

Use it or lose it.

우리 몸은 사용하지 않으면 잃게 됩니다.

낙관성의 선물,
회복

《죽음의 수용소에서》라는 저서로 잘 알려진 빅터 프랭클 박사는 미래를 '우리 존재의 가장 힘겨운 순간에서의 구원'으로 묘사하고 있습니다. 그가 제2차 세계 대전 동안 악명 높았던 아우슈비츠 수용소에서 살아남을 수 있었던 건 가장 어두운 순간에 긍정적인 미래를 떠올렸기 때문이었습니다.

한겨울에 굶주리고 헐벗고 독감에 걸린 상태에서 행진하던 그는 결국 쓰러졌습니다. 죄수의 행진을 멈추게 한 프랭클 박사를 나치 보초병들은 사정없이 때리기 시작했고 그는 '이제 죽는구나' 하고 생각했다고 합니다. 프랭클 박사는 그 순간에 미래의 자신을 떠올렸습니다. 자신은 따뜻하고 잘 꾸며진 계단식 강의실에 서 있었고, 청중들은 자리를 가득 메우고 앉아 '죽음의 수용소 심리학' 강의를 경청하고 있었습니다. 지금 그가 처한 상황과는 정반대의 미래를 그리며 다시 일어날 수 있었고 그렇게 그 순간의 고통을 어떻게든 이겨낼 수 있었습니다. 아우슈비츠 수용소에서 그를 구해준 건 바로 낙관성이었습니다.

낙관성은 미래에 더욱 좋은 일이 일어날 거라는 기대를 말합니다. 흔히 사람들은 현실이 이렇게나 어려운데 어떻게 좋은 일을 기대할 수 있겠느냐며 반문하겠지만 빅터 프랭클의 삶은 그것이 가능함을 말해줍니다. 그의 수용소 생활을 담은 책《죽음의 수용소에서》를 처음 출간했던 1946년 당시의 원제는《그럼에도 불구하고 삶은 살 만하다고 말할 수 있다》였습니다.

이는 만성통증을 경험하는 사람들에게 정말로 필요한 마음가짐입니다. 그동안 낙관성에 관한 제법 많은 연구가 진행되었는데 근골격계 통증과 관련해서도 놀라운 결과를 보여주었습니다.[19] 낙관성은 골관절염 환자의 심한 통증을 감소시키고 삶의 만족도를 높여줍니다. 그리고 턱관절 장애를 가진 환자의 통증을 줄여주고 암 환자의 통증 완화에도 도움을 줍니다. 낙관성이 통증에 영향을 주는 부정적인 생각을 바꾸어놓기 때문에 가능한 일입니다. 부정적인 생각이 바뀌면 스스로 통증을 억제하기 위해 우리 몸 안에 있는 약상자를 열 수 있습니다.

너무나도 힘들었던 시간을 이겨내고 치료에 임하는 환자가 있었습니다. 증상이 조금 호전될 때도 있었지만 다시 악화하곤 해서 재활 과정이 쉽지 않았습니다. 다시 통증이 심해져서 힘들어하던 어느 날, 그녀는 저를 다독이듯 웃으며 말해주었습니다.

"불편했지만 그래도 여기 오면 희망이 있을 것 같아서 왔어요."

그 말을 듣는데 순간 제 머릿속을 스치는 생각이 있었습니다. '저렇게 아팠다면 난 어땠을까.' 저는 그분께 존경을 담아 이렇게 얘기했습니다.

"치료사와 환자라는 신분을 내려놓고 개인으로 마주한다면 ○○ 님은 저보다 인격적으로 더 높은 분이세요. 그 과정을 다 겪고도 희망을 잃지 않고 다시 해보려고 하니까요."

그로부터 두 달이 지나자 그녀는 다시 일하게 되었습니다. 그녀를 알고 지낸 사람이라면 이번에 만난 치료사의 실력이 무척이나 좋았을 거라고 생각했겠지만, 사실 이 성공은 환자의 낙관성이 만들어낸 것입니다. 제가 한 일은 그저 환자의 낙관적인 성향을 발견하고 지지해준 것뿐이었죠.

병원에 있다 보면 이 환자와는 다르게 좋아질 거라는 기대 없이 찾아오는 사람들도 만나게 됩니다. 반복적인 치료 실패를 경험하다 보니 무기력해져서 통증을 관리하는 방법에 관한 얘기를 꺼내도 크게 관심이 없습니다. 당장 안 아프고 싶어 하면서도 치료에 별다른 기대가 없는 사람들도 있고, 병원 방문을 일과처럼 여기며 매일 병원에 왔다 가는 분들도 있습니다. 그러나 그들을 치료할 때도 저는 '저 사람도 좋아질 것'이라는 말을 마음속으로 되새깁니다. 스스로도 나아질 거란 기대가 없는 사람들을 대할 때 저조차 그들을 그렇게 바라보면 희망이 남아있지 않을 것 같아서 더 강하게 그 환자들을 믿어줍니다.

이따금 저의 믿음에 환자들이 반응할 때가 있습니다. 통증을 다루는 사람이라면 플라시보(placebo) 효과가 얼마나 중요한지 알고 있을 겁니다. 가짜 약을 먹어도 좋아질 거라는 기대를 하면 환자의 증상은 좋아지게 됩니다. 플라시보 효과는 환자의 몸 안에 있는 약상자를 열어주기 때문에 통증 관리가 더 쉬워지게 도와줍니다.[20]

그런데 환자의 기대만큼이나 중요한 건 치료사의 기대입니다.[21] 좌절감을 가지고 치료에 임하는 환자라 할지라도 치료사는 그에게서 긍정적인 조건을 찾아야 합니다. 보통 저는 희망 없이 병원을 찾는 환자들에게는 치료실에 와준 것만으로도 잘했다고 응원해주고, 숙제로 내준 운동을 해오지 못해 미안해하는 환자들에게는 그래도 운동을 기억해주고 생각대로 하지 못했을 때 마음이 불편했던 것만으로도 고맙다고 말하면서 그들의 마음속에 움트고 있는 운동에 대한 동기를 확인시켜줍니다. 불을 피울 때 불쏘시개가 꺼지지 않도록 입으로 살며시 바람을 불며 지켜내듯이 그렇게 환자들의 마음을 어루만지다 보면 어느 순간 불이 붙는 것처럼 의지를 태울 때가 찾아오기 때문이지요. 그때가 언제인지는 확실하지 않기 때문에 제가 해야 할 일은 희망을 품고 기다리는 것입니다.

(제4장)

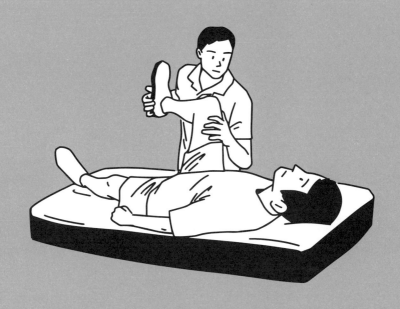

다루기

잘 지는 법을 배워야 하는
만성통증

지금까지 제가 일궈낸 '전설의 치료'에 대해 언급했습니다. 그렇다고 제가 특별해 보이지는 않을 거예요. 환자 스스로가 통증을 억제하는 특별한 능력을 갖추고 있는데 저는 단지 촉진자로서 그 반응을 끌어내기 위해 노력했을 뿐이지요. 이것만 보면 세상에 못 고칠 병은 없어 보이며, 치료사를 만나면 모든 환자가 통증과 손쉽게 작별하리라 기대해볼 수도 있겠지요.

그러나 안타깝게도 현실은 그렇지 않습니다. 물리치료를 받아도 아픈 건 그대로라는 사람들이 있으니까요. 어디 물리치료뿐이겠어요? 효과 좋은 약, 비싼 주사, 심지어 수술까지 받았지만 여전히 남아 있는 통증 때문에 괴로움을 겪는 사람들을 우리 주변에서 흔히 볼 수 있잖아요. 이렇게 치료받아도 호전되지 않고 3개월 이상 지속되는 통증을 '만성통증'이라고 부릅니다.

이제부터는 만성통증을 어떻게 다뤄야 하는지를 말씀드리려고 합니다. 먼저 만성통증을 다루는 것은 결코 쉬운 일이 아니라는 점을 말해 두고 싶습니다. 그것이 간단하게 해결될 문제였다면 미국에서 만성통증과 관련된 의료비 지출과 생산성 손실 정도가 연간 5천억 달러를 넘어섰다는 사실이 납득되지 않을 것입니다.[22] 통증이 약이나 주사 한 방으로 끝낼 수 있다면 미국에서만 한 해 동안 1억 2천만 명의 성인들이 지난 3개월 동안 통증이 있었다고 보고한다는 통계가 믿어지지 않을 것이며, 이 중에서 11%가 매일 고통을 받고 있고 10%는 일상생활을 하기 힘든 정도의 심한 통증을 겪는다는 사실도 이해되지 않을 것입니다.[23]

만성통증과 관련된 많은 질환이 영향을 주었다고 생각할 수 있겠으나, 2010년 발표된 질병장애년수에서 허리통증은 질병 부담이 세계에서 가장 높은 질환으로 뽑혔으며 목 통증과 두통 역시 최상위권에 올랐었죠.[24] 우리나라도 보건복지부 통계에 따르면 허리통증이 전체 질병 치료에서 차지하는 비율이 약 22% 이상이라는 보고가 있을 정도입니다.[25] 그리고 국내 한 연구에선 성인 만성통증 환자의 병원 이용률이 만성통증이 없는 사람에 비해 5배나 높은 것으로 보고하고 있습니다.[26]

만성통증은 통증으로 인한 신체적 불편감이나 피로감만의 문제가 아닙니다. 일상생활을 방해하고 우울과 불안을 호소하며, 자살 충동까지 느끼게 할 만큼 심각한 정신적 문제까지 낳고 있습니다.[27]

만성통증의 실태가 어떻게 이 지경에 이르게 되었을까요? 고도로 발전한 의학은 왜 만성통증을 해결해주지 못하는 걸까요?

어느 영화배우가 치료실에 찾아온 적이 있습니다. 그는 허리를 조금만 숙여도 골반과 사타구니에서 심한 통증을 느꼈죠. 이렇게 아픈 지는 2년이 넘었다고 했습니다. 그는 한숨을 내쉬며 그동안 도수치료, 체외충격파, 주사치료, 필라테스, 헬스, 그리고 이름 모를 민간요법까지 안 해본 치료가 없었다고 했습니다. 왜 이렇게 오래 아픈 것 같냐는 저의 질문에 그도 이유가 궁금하다고 했습니다.

그는 아파서 병원을 찾을 때마다 다양한 진단을 받았습니다. 척추 비틀림, 골반 틀어짐, 강직성 척추염 의심, 디스크 팽윤 등 증상만큼이나 실제로 그가 받은 진단은 많습니다. 어느 병원에선 움직이면 안 된다고 해서 1년 동안은 일할 때를 제외하면 최대한 누워서 지냈다고도 했습니다. 그런 그에게 치료를 통해 얻고 싶은 목표가 무엇인지 물었을 때 그는 '아프지 않고 자는 것'이라고 말했습니다.

이 환자를 보면서 문득 캐나다 맥길대학교에서 만성통증 관리에 대한 수업을 들었을 때 교수님이 하신 말씀이 떠올랐습니다.

"만성통증은 고칠 수 없단다."

당시 저는 교수님의 이 말에 큰 충격을 받았습니다. 통증을 없애줄수 없는 환자가 있다는 사실을 그때 처음 알았기 때문이었죠. 제가 실습생이었거나 인턴이었을 때, 또는 임상에서 선배 치료사에게 훈련받거나 세미나에 참석했을 때는 그 누구도 제게 없앨 수 없는 통증이 있다는 이야기를 들려준 적이 없었습니다. 통증에는 반드시 원인이 있으니 그 원인을 찾아 없애주면 통증은 사라지게 된다고 들었죠. 만약 치료했는데도 여전히 통증이 남아 있다면 그것은 치료사인 제 책임이고 그러므로 더 연구해야 한다는 말만 들었습니다. 그렇다면 누구의 말이 맞는 걸까요?

세계보건기구(WHO) 국제질병분류에서는 만성통증을 질병으로 분류하고 있습니다.[28] 보통 통증이라고 하면 질병 때문에 생겨난 증상으로 이해할 수 있지만, 세계보건기구나 세계통증학회(IASP)에서는 만성통증 자체를 질병으로 인정했습니다. 이러한 입장을 고수하기 전까지만 하더라도 학계는 만성통증을 없애기 위한 의학 기술 개발에 천문학적인 비용을 쏟아부었습니다. 그러나 만성통증 유병률을 낮추는 데는 실패했으며 만성통증에 관한 전망도 비관적입니다. 따라서 만성통증을 질병으로 인정하고, 없애기 위한 치료보다는 환자의 일상 유지를 돕기 위한 관리체계로의 전환을 선언한 것입니다. 예를 들어 당뇨 약이나 고혈압 약을 먹는 목적이 그 질병을 없애기 위함이 아니라 증상을 조절해서 일상을 살아가기 위함이듯이 만성통증도 그렇게 관리해야 한다는 것입니다.

허리통증 연구의 개척자라고 불리는 스웨덴의 정형외과 의사 알프 나쳄손은 이런 말을 남겼습니다.

"지난 50년의 연구를 되돌아봐도 허리통증의 원인은 모른다. 연구를 진행했던 당시에도 몰랐고, 지금도 마찬가지다."

통증 연구 역사에 한 획을 그은 캐나다 심리학자 로널드 멜작도 이런 말을 남겼습니다.

"아직 만성통증을 해결할 수 있는 효과적인 치료는 발견되지 않았다."

그런데도 우리는 허리가 아파서 병원을 찾으면 너무도 쉽게 통증의 원인이 병리적 현상 때문이라는 진단을 받게 되고, 주사 치료 3회 또는 도수치료 10회면 통증이 사라질 거라는 말을 듣게 됩니다. 물론 병원에서 말한 대로 치료를 통해 회복되는 사례들도 있지만 앞서 살펴본 대로 만성 근골격계 통증이 사회적 부담을 가중하고 있다는 사실을 상기해 볼 때 병원에서 치료를 권할 때 했던 약속이 일부 사람에게는 적용되지 않고 있음을 알 수 있습니다. 이렇게 치료 실패가 계속되면 환자가 느끼는 패배감과 좌절감은 더욱 커지게 되어 돌아오는 건 가중된 정서적 고통입니다.

환자뿐만 아니라 치료사들도 통증과 싸우려 듭니다. 수단과 방법을 가리지 않고 빨리 통증을 없애기 위해 노력합니다. 통증이 없어져야 이기는 싸움이라면 만성통증 환자들은 그동안 지는 싸움만 했던 겁니다. 통증은 여전히 남아 있으니까요. 그래서 만성통증 환자를 그동안 했던 방식으로 치료하는 것은 또 한 번 지는 싸움에 뛰어드는 것입니다.

어차피 패할 싸움을 해야 한다면 새로운 전략이 필요합니다. 질 때 지더라도 충격을 최소화하는 것이죠. 녹다운 되어서 삶의 의미를 완전히 잃어버리게 되는 패배란 상당히 치명적입니다. 그러나 우리는 패배를 통해 잃어버렸던 삶의 의미를 더 깊이 배우기도 하는데 이럴 때의 패배는 상당히 값집니다. 패하는 싸움에 뛰어든 환자들에게 잘 지는 법을 가르치는 것, 그러니까 고통을 최소화하고 환자 자신의 인생을 더욱 잘 살아가도록 돕는 것이 제가 만성통증 환자를 치료하는 방향입니다.

이제부터는 이기는 싸움에만 관심 있는 세상에서 제가 어떻게 만성통증 환자들을 치료하고 있는지, 그 이야기를 나누려고 합니다. 잘 지는 법을 배우고 나면 그들은 더 이상 패배자가 아닙니다. 그들만의 가치 있는 인생을 살아가기 때문이지요.

자기효능감을
높이는 치료

통증이 일상이라는 영토에 침입한 적(敵)이라고 가정을 해봅시다. 통증은 여러분의 일상을 빼앗으려고 할 것입니다. 아프니까 또는 아플까 봐 누워서 시간을 보내고 있다면, 그건 통증과 맞서 싸우는 게 아니라 통증에 진 것입니다. 통증이 일상이라는 영토에 침입한 목적이 일상을 빼앗기 위함이니까요.

만성통증 환자는 스스로 통증을 이길 능력이 없다고 판단합니다. 그래서 용병을 찾습니다. 이 용병은 환자보다 똑똑하고 유능하며 약물과 주사와 같은 무기들도 가지고 있습니다. 비용은 들더라도 환자 대신 통증과 맞서 싸워줄 용병을 데려오는 것이 훨씬 합리적이라고 생각했지요. 처음에는 용병들이 적을 잘 물리쳐줬습니다. 통증이 사라지고 다시일상을 회복할 수 있었습니다. 그러나 영원히 물러갈 것만 같았던 적군은 다시 찾아옵니다. 이번에도 만성통증 환자는 용병을 찾아가 도움을 요구할 것이고 역시나 효과를 봅니다. 하지만 통증이란 적은 물러섰다가 다시 일상을 건드리고, 또 물러섰다가 찾아오는 과정을 반복합니다. 일상을 중단해야 할 만큼의 큰 전쟁도 있겠지만 게릴라전 양상을 띠는 소규모 전쟁이 환자의 몸 안에서 일상을 담보로 이뤄집니다. 그럴 때마다 환자들은 용병을 찾지만 어느덧 최첨단 무기라고 알려진 약물과 주사도 소용이 없게 되어버렸습니다.

이제 만성통증 환자는 용병에게 지급하는 비용이 아깝다고 느끼지만 달리 방법이 없습니다. 환자 스스로 통증과 맞서 싸워본 적이 없기 때문입니다. 제대로 싸워보기는커녕 어떻게 대항해야 하는지 전략조차 짜본 적이 없습니다. 사실 싸움을 걸어오는 적군인 통증이 무엇인지조차 모르고 있습니다. 빠르고 쉽게 통증을 없앨 수 있다는 용병의 말만 믿고 살아왔기 때문입니다. 통증을 이겨본 경험은 있지만 그건 용병이 잘 싸워줬기 때문입니다. 전쟁을 반복하며 용병의 자신감은 높아지겠지만 환자들은 용병 뒤에 숨어만 있었기 때문에 전쟁에서 승리할 때면, 그러니까 통증이 줄어들 때면 자신감보다는 안도감만 느꼈을 겁니다. 그러므로 용병이 통증을 제대로 상대하지 못하고 실패하게 되더라도 환자는 용병에게 매달리는 것 외에는 달리 방법이 없습니다.

통증을 다룰 때 자기효능감이 얼마나 중요한지 설명하기 위해 통증을 전쟁에 비유해서 말씀드렸습니다. 다 나은 것 같다가도 다시 아픔을 느끼는 만성통증을 다룰 때 치료의 핵심은 환자의 자기효능감을 끌어

올려야 한다는 것입니다. 자기효능감이란 자존감을 이루는 중요한 축으로 목표에 도달할 수 있는 능력이 자신에게 있음을 스스로 믿는 것을 말합니다. 만성통증 환자들은 반복되는 치료와 실패로 인해 자기효능감이 낮아져 있는데, 이는 통증의 증가와 함께 삶을 제한시키는 이유가 됩니다.[29] 그리고 낮은 자기효능감은 통증에 지나치게 집중하거나 아픈 활동을 무조건 피하게 만들지요.[30] 낮아진 자기효능감을 높이는 것이 만성통증 환자 치료에서 핵심이라고 할 수 있습니다. 그렇다면 어떻게 해야 환자의 자기 효능감이 높아질까요?

해답을 찾기 위해 우리의 어린 시절로 잠깐 돌아가봅시다. 어렸을 적에 우리는 지금처럼 힘이 세지 않고 지혜롭지도 않았지만, 놀이를 통해 부모님을 제법 많이 이겼습니다. 칼싸움을 하면 어머니는 정의의 이름으로 휘두르는 칼에 매번 쓰러져주셨고, 아버지는 달리기 시합에서 언제나 져주셨지요. 부모님들은 왜 자기보다 작고 연약한 자녀들을 위해 져주는 걸까요? 모두가 알다시피 아이들의 자존감을 높여주고 싶어서입니다.

'부모라는 강한 상대도 제압할 수 있을 만큼 너는 참 용감하고 씩씩하구나!'

우리는 깨닫지 못했지만 '자존감'은 그렇게 자랄 수 있었습니다. 환자의 자기효능감을 높이는 방법도 똑같습니다.

스치기만 해도 아픈 심한 통증 때문에 외출하기 힘들어했던 섬유 근육통 환자를 치료한 적이 있습니다. 저는 그녀에게 아령 운동을 권했지요. (훗날 그녀는 아픈 자신에게 아령을 쥐여주었던 제가 당시에는 이해되지 않았다고 말해주었습니다.) 근력 운동을 해본 적도 없지만 아파서 아령 들기가 엄두도 나지 않았던 환자에게 처음에는 0.5kg 아령을 들게 했습니다. 그리고 저와 함께 꾸준히 운동하면서 아령의 무게는 1kg이 되고, 곧 2kg이 되었고, 이내 환자는 7kg까지 들게 되었죠. 아령을 들 수 있는 무게가 증가하면서 그녀의 자신감도 함께 증가했습니다.

아령 운동을 본격적으로 시작하기 전에 저는 그녀에게 7kg 무게의 아령을 보여주면서 들 수 있겠느냐고 물었습니다. 보기에도 꽤 무거워 보이는 아령이었죠.

"아니요. 못 들어요."

그녀는 손사래 치며 단호하게 말했습니다.

"이 아령을 드는 게 얼마나 두려운가요? 100점을 기준으로 한다면요?"

"음, 80점이요. 아니 85점…이요."

환자는 무릎, 팔꿈치, 어깨, 허리까지 다 아픈 자신이 언뜻 봐도 무거워 보이는 아령을 든다는 건 절대 있을 수 없는 일이라는 듯이 말했습니다. 저는 환자를 처음 만나면 그가 하기 힘든 활동들에 관해 물어보고, 그 활동을 하는 데 얼마나 두려움이 있는지를 점수로 평정하곤 합니다. 어느 정도로 운동을 시켜야 할지를 가늠하고 나중에 재활이 성공적으로 이뤄졌을 때는 나약했던 이전의 자기와 비교할 수 있게 하기 위해서지요.

저와 함께 시작한 근력 운동은 그녀에게 많은 용기를 주었습니다.

특히 2kg의 아령을 쉽게 들기 시작했을 때부터 그녀는 의욕적으로 재활에 참여했습니다. 그러더니 꽤 높은 두려움을 보였던 7kg 아령도 어느새 거뜬히 들게 되었죠. 이때부터 외출이 보다 자유로워졌고, 25kg을 들던 어느 날엔 아르바이트까지 구하게 되었습니다.

근력 운동을 통해 증가한 근육량이 그녀가 겪던 통증과 삶의 제한을 깨뜨리게 해주었을까요? 섬유근육통은 단순히 근육량이 부족해서 생기는 질병이 아니므로 저는 그렇게 생각하지 않습니다. 제가 0.5kg 아령부터 꾸준히 들게 한 것은 근육을 키우기 위해서가 아니라 승리를 맛보게 해주고 싶어서였습니다. 무게가 점차 증가할수록 점점 더 커지는 아령과 그녀는 힘겨루기해야 했죠.

'저걸 내가 들 수 있을까? 들어도 괜찮을까?'

처음엔 자신이 없었지만 작은 무게부터 반복적으로 들다 보니 해낼 수 있다는 생각이 생겨나기 시작했습니다. 이렇게 반복되는 승리가 쌓이면서 무거워 보이는 아령 앞에서도 '이쯤이야' 하고 생각할 수 있게 되었죠. 물론 그렇게 되기까지 저에게는 근력 강화 운동이 섬유근육통 환자에게 도움이 된다는 근거 자료가 있었습니다. 섬유근육통 환자에게 근력 운동을 적용했을 때 진통제 복용량이 40% 정도 줄어들고 우울증이 감소하며 수면 개선에도 도움이 된다는 연구 자료를 미리 읽었기 때문입니다.[31]

작은 성취감을 느낀 사람들은 안주하지 않고 더 큰 성취감을 맛보려할 것입니다. 그래서 먼저 작은 성취감을 경험시켜줘야 합니다. 이때 치료사의 역할은 환자에게 할 수 있다는 격려와 지지를 아낌없이 보내주는 것입니다. 제 치료실에는 많은 아령이 환자들을 기다리고 있습니다. 그것들은 만성통증, 허리디스크, 퇴행성관절염, 협착증, 섬유근육통 등 다양한 진단을 받고 자신감을 잃어버린 환자에게 져주기 위해서 존재합니다. 아버지, 어머니가 어린 시절의 우리에게 그랬던 것처럼.

통증을 수용하는
자세

영어 성경에는 '사랑은 오래 참고'라는 구절이 이렇게 적혀 있습니다. 'Love is long suffering.' 따라서 '사랑은 오랜 괴로움이다'라고 직역할 수도 있습니다.

사랑이 인간의 보편적 감정이라면 괴로움도 그러합니다. 살면서 괴롭지 않은 사람은 아마도 없을 겁니다. 우리 중 누구는 소중한 가족의 죽음을 지켜본 경험이 있거나 친한 친구와 이별해야 했으며, 부모님이 이혼했거나 신체나 심리적 장애를 가진 가족이 있을 수도 있습니다. 또는 무언가 중요한 일에서 실패를 경험하기도 했으며, 믿었던 사람에게 배신당한 적도 있을 것이고, 재정적으로 힘들거나, 승진에서 떨어진 경험을 한 적도 그리고 거절이나 모욕을 당하거나 창피함을 당한 적도 있을 겁니다. 제가 나열한 것 중에서 하나라도 피해 갈 수 있는 사람이 있을까요? 우리가 거부한다고 해서 괴로움이 비켜나가는 것은 아닙니다.

그런데도 우리가 괴로움에 대처하는 방법은 주로 그것을 피하거나 줄이기 위한 노력이 전부였습니다. 피할 수 없는 괴로움을 피하려고만 하면 그것에 더욱 집착하게 되어 괴로움을 도리어 키워나가게 됩니다. 우리에게는 괴로움을 인정하고 수용하는 자세가 필요합니다. 그러나 치료사들은 괴로움을 줄이는 방법도 수용하는 방법도 잘 모르는 것처럼 보일 때가 있습니다. 환자의 괴로움을 돌보는 일에 자신 없으니 비교적 익숙한 통증 줄이기에만 초점을 맞추고 있거나 '통증 수용' 자체를 비난하기도 합니다.

주로 이런 식으로 반응하죠.

'통증을 수용하라고? 어차피 통증은 있을 거니까 받아들이고 그만 치료를 포기하라는 거야?'

통증 수용은 치료 포기를 종용하거나 통증에 눌려서 무기력하게 고통 속에 지내라는 말이 아닙니다. 수용의 목적은 통증이 있더라도 자신이 가치 있게 여기는 삶을 살아가도록 돕는 것에 있습니다. 이것은 통증 감소보다 더 중요합니다.

"선생님, 지금 정도만 돼도 살겠어요. 그런데 일하다가 다시 힘들어지면 어떡하죠? 조금 더 좋아지면 그때 일해야 하지 않을까요?"

환자의 이 말에, 통증 줄이기가 치료 목표인 치료사들은 이렇게 답하겠죠.

"그래요. 아직은 조심해야 하니 완전히 좋아지면 그때 일하시죠."

그런데 만성통증 환자가 완전히 좋아지는 때는 언제일까요? 이러한 접근은 환자가 통증에 집중하게 만들어 일상 회복을 더 늦출 수 있습니다.

만성통증 환자들은 두 가지 통증을 경험합니다. 첫 번째는 '실재의 통증'입니다. 사라지기를 바라지만 여전히 실재하는 통증이지요. 온갖 노력에도 불구하고 지속되는 통증을 말합니다. 두 번째는 '부재의 통증'입니다. 실재의 통증을 피하려다 보니 원하는 삶을 살지 못하면서 얻게 되는 통증입니다. 실재의 통증을 피하다 보면 부재의 통증과 마주하게 됩니다. 그리고 부재의 통증은 실재의 통증보다 더 무겁고 가혹하며 고통스럽습니다. 제가 만난 어떤 환자는 부재의 통증에 관해 이렇게 말했습니다.

"일을 그만두고 나서 오로지 저에게만 신경 쓰고 있어요. 아프면 누워 있고, 컨디션이 좋을 때만 외출해요. 요즘 느끼는 통증 정도라면 살 만하죠. 그런데 이렇게 살 수는 없잖아요."

환자는 통증 없는 삶을 꿈꾸었습니다. 그러나 그것은 그의 진짜 꿈이 아닙니다. 저의 치료는 그가 이루고 싶은 꿈을 위해 일상을 살도록 하는 데 있습니다. 그리고 그 과정에는 통증도 괴로움도 인정하는 시간이 필요합니다.

통증 수용의 의미를 조금 더 쉽게 설명하자면 '그러나' 대신에 '그리고'를 사용하는 것이라고 말할 수 있습니다. "일하고 싶지만 저는 아픕니다"라는 말을 "아픕니다. 그리고 저는 일을 하겠습니다"로 바꾸는 것이 통증 수용입니다. 이 과정은 하루아침에 일어나지 않으며 결심했다가도 갑작스러운 통증 때문에 다짐을 철회하게 되는 날도 있습니다. 그러니 급하지 않게 조금씩 다가가야 합니다. 오늘 실패했더라도 포기하지 않습니다. 괴로움은 극복하는 것이 아니라 견디는 것이기에 실패도 당연하다 생각하며 기다려야 합니다. 그 과정에서 저는 환자와 함께 있어줍니다. 환자의 중요한 인생을 위해서요.

통증에
복종하지 않기

진화론적 관점에서 보면 인류의 생존에 방해가 되는 것처럼 보이지만 누구나 가지고 있는 필수적인 생리적 현상들이 있습니다. 대표적으로 잠이 그렇습니다. 잠을 자는 동안에는 포식자나 위험으로부터 무방비로 노출되기에 잠은 생존에 적합한 전략이 아니라고 여겨질 수 있습니다. 그러나 잠은 우리 몸을 성장시키고 회복시키며 깨어 있는 동안 더 높은 집중력을 유지하도록 도와줍니다. 잠을 택할 때 얻는 이득이 약점을 능가하기 때문에 인간은 잠을 포기할 수 없었습니다.

스트레스는 어떤가요. 스트레스는 만병의 근원이라 불릴 만큼 건강을 해치기도 하지만 우리가 새로운 환경에 잘 적응하도록 도와주는 역할도 담당하고 있습니다. 지금까지 우리가 이룬 업적들은 스트레스가 없었다면 불가능했을지도 모릅니다.

이런 관점으로 통증을 이해할 수 있습니다. 통증을 좋아하는 사람은 없습니다. 통증은 사람들을 짜증 나게 만듭니다. 통증이 심하면 아무리 중요한 일이 있더라도 일 대신에 침대를 찾게 될 것입니다. 그래서 통증은 일상의 방해꾼 같습니다. 통증이 주는 유익이 없었다면 통증은 진화론이 만든 중대한 실수였겠죠. 하지만 통증은 신체에 손상이 있거나 손상이 발생할 수 있는 상황을 우리에게 알려주는 역할을 합니다. 통증이 불쾌한 이유는 그 어떤 바쁜 일보다도 몸을 가장 소중히 여기라는 의도가 담겨 있기 때문입니다.

만약 눈에 보이지 않는 몸 안의 어딘가가 손상을 입었는데 그것을 알려주는 통증이 달콤한 신호로 전달된다면 어떻게 될까요? 우리는 통증의 말을 듣지 않고 병원 방문을 차일피일 미루고는 줄기차게 일에만 매달릴 것입니다. 그래서 국제통증학회(IASP)에서는 통증을 '실제 손상 또는 잠재적인 손상과 관련된 불쾌한 감각이나 감정적 경험'으로 정의합니다. 저는 생존을 위한 통증의 유익을 쉽게 설명하기 위해 통증을 보디가드로 묘사한 적이 있습니다.[32] 통증은 우리 몸을 지키기 위한 보디가드라는 점을 소개하며 통증에 관한 부정적인 생각을 바꾸기 위해 노력했습니다.

그러나 모든 통증이 유익한가에 대해서는 재고해봐야 합니다. 손상된 몸을 지켜주는 보디가드라는 칭호를 모든 통증에 부여할 수 있을까요?

만성통증은 어떻습니까. 만성 근골격계 통증은 신체학적인 분명한 이유를 찾기 어려운 경우가 많습니다. 손상된 신체는 치유 과정을 거쳐 회복하기에 그에 반응하는 통증 역시 시간이 지날수록 줄어들다가 사라져야 합니다. 그런데 신체가 회복되는 데 필요한 기간이 지나갔음에도 불구하고 어떤 통증은 여전히 남아 있습니다. 이를 만성통증이라고 하며, 특히 허리통증은 통증이 만성화되는 이유를 신체보다는 심리 사회적 문제에서 찾아낼 수 있습니다.[33] 그러므로 만성 근골격계 통증을 보디가드라고 부르는 것은 적합하지 않습니다.

만성통증 환자들이 지켜야 할 조직은 어디에 있나요? 아픈 지 10년이 넘은 환자들은 언제까지 허리를 지켜야 할까요? 통증이 보호 반응이라는 말은 통증이 통증답게 굴 때나 적용할 수 있습니다. 만성통증을 그런 방식으로 설명한다면 만성통증은 지나친 과잉보호자입니다. 그렇다면 환자를 과잉보호하고 있는 만성통증을 어떻게 다뤄야 할까요?

이 질문에 대한 답은 개 훈련사가 문제견들을 어떻게 다루는지를 알면 이해하기 쉽습니다. 문제견들은 낯선 사람이나 개가 지나가면 짖고 이빨을 드러내며 심지어 물림 사고를 일으킵니다. 이런 문제견 중에는 예로부터 사람을 지키는 경비견 역할을 담당했던 개들이 많습니다. 개 훈련사는 견주에게 문제견들의 문제 행동을 설명하면서 사실 주인을 보호하려는 목적이었음을 알려주곤 합니다. 그럴 때 견주들은 하나같이 이런 반응을 보이죠.

"얘가 날 보호한다고요? 난 보호받을 필요가 없는데요."

만성통증과 문제견은 과잉보호라는 공통점 외에도 주인 노릇을 하려 든다는 특징을 공유하고 있습니다. 문제견들은 종종 자기가 반려견이라는 사실을 망각하고 집주인 노릇을 합니다. 짖거나 무는 등의 위협을 가하면서 대장 노릇을 하려는 문제견들로 인해 견주들은 몹시 괴로운 일상을 보내게 되지요. 마찬가지로 몸의 주인은 당연히 환자 자신이어야 하는데 통증이 주인 노릇을 하는 경우가 있습니다. 만성통증 환자들은 통증의 눈치를 보며 일과를 정하고 하루에도 몇 번씩 통증에 주의를 기울이면서 순종합니다.

주인 노릇을 하는 문제견을 개 훈련사는 어떻게 다룰까요? 해결 방법은 주인 역할을 하려는 맹견의 공격을 피하는 대신 맞서기도 하고 개의 요구를 쉽게 들어주지 않으면서 사람이 주인이라는 점을 개에게 확인시켜주는 것입니다. 개가 짖을 때마다 먹을 것을 주거나 조용히 시키려고 쓰다듬는 행위는 개에게 부적절한 행동을 더욱 강화하는 계기가 되어 다음에도 그 행동을 반복하게 하지요. 따라서 훈련을 통해 문제견들이 배우는 것은 아무리 짖어대도 먹을 것을 얻지는 못한다는 사실과 견주 허락 없이 함부로 짖어서는 안 된다는 사실입니다.

통증 관리도 이와 마찬가지입니다. 만성통증 환자의 삶을 지배하려는 통증의 외침에 도망 다니지 않고 제대로 맞서는 전략이 필요합니다. 통증이 아무리 세게 짖어대더라도 거기에 순응해서는 안 됩니다. 등을 돌리는 순간 그것의 기세는 더욱 거세질 것이기 때문입니다.

허리통증 때문에 직장을 그만둔 환자가 있습니다. 그는 산책하다가도 힘들면 누워야 했고, 간단한 전화 업무를 하다가도 허리가 아프면 침대로 가서 누웠습니다. 집안일을 조금 하다가 불편해지면 어김없이 침대를 찾는다고 했습니다. 환자는 통증의 눈치를 보면서 모든 스케줄을 통증에 맞춰 정했습니다. 통증이 있으면 활동을 멈추고 통증이 줄어들면 조금씩 움직이는 식이지요. 그런 그에게 저는 이렇게 말해주었습니다.

"저는 선생님이 삶을 찾을 수 있게 도와드리고 싶어요. 그러기 위해서는 다른 사람들의 모습을 잘 관찰해볼 필요가 있습니다. 사람들은 시간을 기준으로 일정을 정합니다. 하지만 선생님은 통증에 따라 일정을 정하고 있어요. 아프면 많은 활동이 중단돼버리죠."

"아프니까요."

"그래요. 아프니까 그럴 수 있죠. 그럼 어느 정도 활동하면 아플 것이라고 예상할 수 있나요? 자주 산책한다고 하셨는데 얼마나 걸으면 허리가 불편하다는 걸 느끼세요?"

"한 20분 정도 걸으면 느낌이 와요."

"그렇군요. 그럼 당분간 산책은 15분만 해보세요. 20분을 걸으면 허리가 아프고, 그래서 활동을 중단하고 누워 있어야 한다면 통증을 경험하기 전까지만 걷는 거예요. 당분간 15분 정도만 걷기를 소화하는 겁니다."

"이렇게 하는 게 저에게 어떤 도움이 될까요?"

"시간에 따라 활동하는 법을 배울 수 있으실 겁니다. 아파서 활동을 중단하는 것이 아니라 시간이 되었기 때문에 활동을 멈추는 것이죠. 어떤 일을 하고 안 하고를 통증이 결정하는 것이 아니라 시간이 결정하는 겁니다. 다른 사람들처럼요. 물론 늘 15분 동안만 산책을 하라는 건 아닙니다. 하지만 산책은 곧 내게 아픔이라는 연결고리를 끊기 위해서 당분간은 15분 산책을 권해드립니다. 할 수 있으시겠어요?"

일상의 결정권자가 통증이 되게 해서는 안 됩니다. 삶 속에서 주인은 바로 환자 자신이어야 하기에 이런 접근은 도움이 될 것입니다. 그리고 정해놓은 시간 안에서는 등을 돌리지 않아야 합니다. 이 시간만큼은 완료하겠다는 각오로 일과를 하나씩 수행하려는 자세가 필요합니다. 그렇게 하면 통증에 빼앗겼던 일상을 다시 찾아올 수 있습니다. 문제견은 어떻게 훈련하느냐에 따라 길들일 수 있다고 합니다. 저는 같은 맥락에서 만성통증도 길들일 수 있다고 생각합니다. 통증을 성공적으로 길들이기 위해서는 바른 전략, 시간, 그리고 노력만 있으면 됩니다.

이왕 만성통증을 문제견으로 비유해서 설명한 김에 하나만 더 언급하고 싶습니다. 사나운 문제견이라 할지라도 개가 작다면 관리하는 데 힘이 많이 들지는 않습니다. 그러나 문제견의 덩치가 크다면 그만큼 개를 다루는 데 애를 많이 먹게 됩니다. 간혹 어떤 견주는 지나치게 많은 영양을 제공한 나머지 몸집이 커진 문제견으로 곤욕을 치르기도 합니다. 만성통증도 살찌울 수 있습니다. 만성통증이 가장 좋아하는 먹이는 무엇일까요? 그것은 바로 잘못된 정보입니다. 만성통증은 통증에 관한 잘못된 정보를 먹고 자랍니다. 그러므로 치료사는 환자에게 올바른 정보를 제공할 수 있도록 언제나 노력해야 합니다.

통증은 행복을
이길 수 없다

　행복은 종종 병원과는 거리가 먼 단어처럼 느껴집니다. 병원에 있는 환자들은 축 처지고 무표정하거나 눈에 인상을 쓰고 있으며, 저마다의 아픈 부위를 손으로 부여잡고 천천히 움직이죠. 실제로 만성통증 환자들은 병원에 올 때 짙은 화장을 잘 하지 않는다고 합니다. 너무 멀쩡하게 보여서 혹시라도 꾀병 부린다고 생각하진 않을까 하는 우려 때문이랍니다.

　환자와 행복을 논하는 것이 금기시되어야 할 것 같은 병원에서 저는 만성통증 환자와 행복을 이야기합니다. 혹자는 환자들이 행복의 조건에 부합하지 않는다고 생각할 수도 있겠죠. 하지만 행복해지려면 뭐가 필요한가요? 사람들은 물질적 번영을 누리면 행복하리라 믿지만, 행복을 측정하는 데 필요한 삶의 만족도는 경제적 지표와는 거리가 멀다는 것을 우리는 이미 알고 있습니다. 사회심리학자 데이비드 마이어스는 이를 '풍요의 역설'이라고 불렀습니다. 1950년 이후로 미국의 GNP는 세 배 이상 상승했으나 삶의 만족도는 제자리였죠. 그뿐만 아니라 정신 건강은 더욱 비관적으로 바뀌었으며, 우울증은 지난 50년간 열 배 이상 상승한 것을 보면 물질이 행복의 필수조건이 아님을 다시 한번 깨닫게 됩니다.

또한 사람들은 가장 자유롭고 무엇이든지 할 수 있는 젊은 세대를 동경하면서 그와 반대되는 노화는 행복을 가로막는다고 생각하곤 합니다. 그러나 노인의 웰빙 지수를 조사한 연구에서는 노인층이 젊은이들보다 더 많은 웰빙을 즐기고 만족해하고 있으며, 불안은 더 적다는 사실을 밝히고 있습니다.[34] 이와 비슷한 맥락에서 만성통증 환자의 행복감은 어떨까요?

행복한 상태란 부정적 정서보다 상대적으로 긍정적 정서가 높다는 것을 의미하지, 부정적 정서가 전혀 없다는 의미는 아닙니다. 통증 때문에 부정적 정서를 경험하더라도 환자들은 행복할 수 있습니다. 게다가 행복은 인생에서 방향을 정하고 자아실현을 위해 꿈을 이루어가는 과정이기도 합니다. 타인과의 친밀감 속에서 만들어지기도 하고요. 그러니 '통증'만을 가지고 만성통증 환자를 불행하다고는 말할 수 없겠죠. 이를 뒷받침하듯 만성통증 환자와 일반인 그리고 우울증 환자의 정서 상태를 비교한 연구에서는 놀랍게도 만성통증 환자가 일반인보다 행복도가 현저하게 떨어지지 않고 있음을 보여주고 있습니다(그림 3).[35]

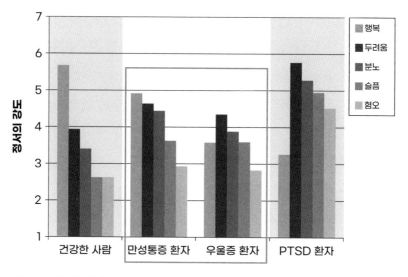

그림 3. 만성통증 환자와 우울증 환자의 정서 비교(출처: Finucane, 2011.[36])

이 연구에서 흥미로운 부분은 만성통증 환자와 우울증 환자의 정서 상태가 상당히 비슷하다는 점이었죠. 마치 데칼코마니처럼 만성통증 환자와 우울증 환자가 느끼는 두려움, 분노, 슬픔과 같은 정서의 강도가 일치했습니다. 다만 한 가지 차이를 보이는 정서가 있는데 그게 바로 행복이었죠. 즉, 만성통증 환자가 느끼는 행복감이 낮아지면 우울증 환자와 동일한 정서 양상을 갖게 됩니다. 그래서 저는 만성통증 환자가 느끼는 행복에 많은 관심을 가지면서 치료에 임합니다. 행복감을 높이는 것이 통증 관리에 여러모로 도움을 줍니다.

물론 치료사에게도 환자의 부정적 정서를 다루기란 쉬운 일이 아닙니다. 타인의 우울함이나 분노, 슬픔과 같은 감정을 다뤄본 경험이 잘 없어서 정서 문제에는 관여하지 않으려고 하지요. 하지만 허리통증 치료에 생물적·심리적·사회적 맥락을 함께 고려하기를 지지하고 있는 한 연구에서 감정에 대한 중재는 비교적 쉽게 개선이 가능한 영역에 포함되어 있다는 점에 주목할 필요가 있습니다.[37] 그렇다면 통증과 관련된 정서 문제를 임상에서 어떻게 다루면 좋을까요?

핵심은 확장-구축이론에 있습니다. 건강과 관련된 심리학 연구를 통해 밝혀진 확장-구축이론은 긍정적 정서가 부정적 정서를 상쇄한다는 내용을 포함합니다. 물리치료사들이 환자의 부정적 정서에 접근하기는 어렵지만 긍정적 정서를 일깨우는 활동을 독려하는 일은 얼마든지 할 수 있습니다. 환자가 긍정적 정서를 돌아보게 되면 부정적 정서는 줄어들게 됩니다. 그러면 부정적 정서와 깊은 관계를 맺고 있는 통증 조절도 훨씬 쉬워질 수 있지요.

오랫동안 목 통증과 두통 때문에 고생하던 한 공무원이 있습니다. 진통제를 복용해도 효과가 없었으며 다양한 시도에도 쉽사리 통증이 사라지지 않았죠. 저는 문진 중에 그의 통증이 스트레스와 맞닿아 있다는 것을 알게 되었습니다. 그는 과중한 업무 스트레스를 받고 있으며, 최근에는 일과를 마치고 집으로 돌아와서도 직장에서 경험한 사건에서 벗어날 수 없어 괴로웠다고 했습니다. 그는 다른 누구보다 성실했고 직장에서는 모범적인 직원이었으나, 제 눈에는 자기 자신을 돌보지 못해 건강에 경고등이 켜진 문제가 많은 환자였습니다. 이 환자는 새벽에 자주 깨느라 수면이 부족했고 입맛이 없어서 식사도 제때 하지 못했습니다. 매일같이 긴장하며 업무를 보는 그에겐 통증 완화보다는 스트레스 관리에 대한 개입이 더 필요한 상황이었습니다. 그런 그에게 물어보고 싶은 게 있었습니다.

"어떤 일을 할 때 가장 즐겁고 행복하세요? 몰두하다 보면 시간 가는 줄도 모를 만큼 빠져들게 되는 그런 활동이 있으신가요?"

이 질문에 당황한 기색으로 한동안 입을 꾹 다물고 있던 그가 잠시 후 말문을 열었습니다.

"전혀 예상하지 못한 질문이에요. 이 질문을 병원에서 듣게 될 줄은 몰랐네요. 사실 이 질문을 제게 마지막으로 해주셨던 분이 제 어머니입니다."

또 한참을 머뭇거리다가 다시 말을 이어갔습니다.

"선생님, 잘 모르겠습니다. 제 나이가 오십이 넘었는데 그 질문에 아직도 대답을 못 하겠네요."

"그럼 지금이라도 어떤 일을 할 때 가장 즐거운지 찾아보는 건 어떨까요?"

"그걸 꼭 해야 하나요? 저는 지금 바쁘고 아픈데요."

"밑에 이삼십 대 후배 직원들이 있다고 하셨죠? 그들도 김○○ 님처럼 주말에도 직장에 나와서 업무를 하고, 퇴근하고 집에 가서도 일 때문에 스트레스를 받으며 살고 있나요?"

"아니요. 그들은 그렇지 않아요. 주말은커녕 평일에도 늦게까지 일하지 않는걸요. 저희 때랑은 다르죠."

"그럼 김○○ 님과 젊은 직원들 중에 누가 더 건강하다고 생각하시나요?"

"당연히 저는 아니죠."

"뭐라고요? 다시 한번 말씀해주시겠어요?"

그는 자신이 했던 말을 다시 반복하지 못했습니다. 하지만 무언가를 깨달은 듯 고개를 끄덕였지요.

"김○○ 님이 자신의 건강을 스스로 돌보지 않는다면 그 누구도 그걸 대신해줄 수 없어요. 왜 젊은 직원은 건강해야 하고, 김○○ 님은 건강하면 안 될까요? 이제라도 어머님께서 물어보셨던 질문에 답을 하셔야 합니다. 좋아하는 일을 찾아서 한다면 부당한 일에 대한 분노와 예상치 못한 상황에서 겪게 되는 스트레스가 줄어들 수 있습니다."

치료가 끝나고 일주일 동안 그는 자신이 좋아하는 활동에 대해 고민하는 시간을 가졌다고 했습니다. 그리고 실천한 것을 알려주었지요. 그는 고시 준비를 하던 긴 시간 동안 체력관리 차원에서 하던 등산이 떠올랐다고 했고, 한 주 동안 스트레스가 많을 때는 직장 근처 정원으로 나가 자연을 보면서 걸었다고 했습니다. 그게 가장 좋아하는 활동이냐는 저의 질문에 아니라고 답하면서도 도움이 되는 것 같으니 앞으로 더 찾아볼 생각이라고 말해주었습니다.

가끔 저는 통증이 삶의 의미를 잃어버린 사람들에게 찾아오는 것 같다는 생각을 합니다. 바쁘게 살다 보면 자기 자신에게 소홀해질 때가 있습니다. 그럴 때 통증이 다가와서 삶을 돌아볼 시간을 갖게 해줍니다. 그 귀한 시간을 통해 환자들이 행복을 발견하기를 바랍니다. 행복은 통증을 이깁니다. 바꿔 말하면 통증은 절대로 행복을 이길 수 없습니다.

(제5장)

더 나은

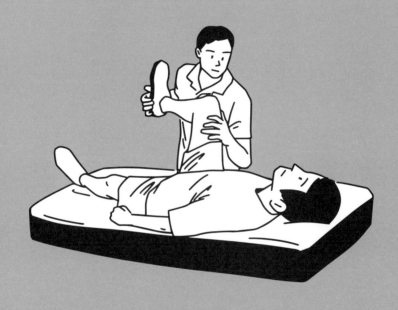

물리치료를
위하여

치료의 한계

섬유근육통 진단을 받은 환자가 도수치료로 유명한 병원을 찾았습니다. 심한 통증으로 고생하는 환자에게 병원은 도수치료를 권했다고 합니다. 그녀는 호전될 거라는 기대로 열심히 치료에 참여했습니다. 그러나 기대와는 다르게 시간이 지나도 여전히 통증에서 벗어날 수 없자 그녀는 치료사에게 따졌습니다.

"약속한 대로 치료를 다 받았는데도 왜 저는 여전히 아프죠?"

그러자 치료사는 엑스레이 자료를 꺼내 들며 이렇게 말했다고 합니다.

"여기 엑스레이상에서 척추 정렬이 개선되었어요. 그러니 괜찮을 겁니다."

제가 운영하는 오픈 채팅방에서 나왔던 얘기입니다. 섬유근육통은 신체학적 원인이 불명확한 질병입니다. 더구나 신체 정렬과는 관계가 없는 질환이기도 합니다. 섬유근육통 환자를 치료하기 위해서 해볼 수 있는 많은 방법이 있을 겁니다. 하지만 섬유근육통 환자를 돕는 가이드라인에는 적어도 척추 정렬을 바르게 세우는 것은 포함되지 않습니다. 이런 사례를 접할 때마다 안타까운 마음이 듭니다. 환자에게 맞는 치료 방법을 선택하기보다는 치료사에게 익숙한 치료 기술에 환자를 맞추는 것 같습니다. 물론 그 치료 기술을 통해 회복되는 환자들도 있겠지만 만병을 치료할 수 있는 치료 기술이란 존재하지 않으며, 따라서 환자마다 다양한 치료 접근이 필요합니다.

세계 유수의 물리치료 대학이나 의학 연구 기관에서 활동하는 저자들이 공동으로 발표한 〈허리통증 예방과 치료〉라는 연구에서는 허리가 아픈 환자들이 많이 받는 열치료, 척추교정술, 마사지 등을 이차적 치료 또는 부차적인 치료로 분류합니다.[38] 대신 환자에게 활동 유지를 독려하는 조언과 교육을 급성기와 만성기 허리통증에서 일차적 치료 또는 자주 사용해야 할 치료에 포함했습니다. 운동치료나 인지행동치료도 만성 허리통증 환자에게 일차적 치료로 사용할 것을 권하고 있지요. 통증의 만성화 위험 수준을 분류해서 다른 접근을 해야 함을 강조한 연구들도 있으며[39, 40] 통증의 원인에 따라 다른 접근을 해야 한다는 것은 지극히 당연한 말입니다.

그 당연함이 치료실에서는 잘 보이지 않아 마음이 괴로울 때가 있습니다. 우리가 치료하는 대상은 사람입니다. 그들은 치료실에 갇혀 있지 않고 일상을 살다가 병원을 찾습니다. 저마다 처한 상황이 다르고 통증 양상도 다릅니다. 진단이 같다고 그들을 묶어놓기에는 환자들은 자신만의 독특한 문제들을 안고 있습니다. 그러므로 해결 방법 또한 다양해져야 합니다. 동일한 사람을 치료하더라도 때에 따라서는 올 때마다 접근법이 달라질 수 있습니다. 지난번에 만났을 때와는 다른 문제들과 씨름하다가 병원을 찾기 때문이죠. 그러므로 치료는 새롭고 창의적이어야 합니다.

하지만 요즘 치료는 과거보다 더욱 경직되어가고 있는 듯합니다. 소셜 네트워크 서비스(SNS)의 발전으로 인플루언서들이 등장했고, 인기를 얻은 누군가가 제시하는 치료만이 정답인 것처럼 되어버렸습니다. 환자들은 그 치료법을 배우고 따라 하며, 유명인이 만들어낸 치료 효과를 자신도 누리게 될 것이라는 기대를 안고 있습니다. 그러나 그들이 적용해서 효과를 봤던 환자와는 다른 치료법이 필요할 수 있습니다. 환자 개인에게 맞는 적합한 중재를 찾아야 하는데 효과 좋다는 그 치료에 환자를 끼워 넣고 있습니다. 그러니 통증은 참 풀기 어려운 숙제가 되어버렸습니다.

어느 날 장님이 연장 가방을 메고 길을 가다가 깊은 구덩이에 빠지고 말았습니다. 그는 구덩이에서 벗어나려고 안간힘을 썼지만 소용없었습니다. 바닥에 앉아서 잠시 고민하던 장님은 이윽고 가방에 삽자루 하나가 있다는 사실을 기억합니다. 삽은 땅을 파는 도구라고 배웠기에 그는 열심히 땅을 파기 시작합니다. 이 부지런한 장님은 잠시도 쉬지 않고 빠른 속도로 삽질을 했습니다. 오른쪽 방향으로 계속해서 땅을 파는데, 빠져나갈 만한 출구가 나오지 않자 다시 왼쪽 방향으로 땅을 팝니다. 막히면 아래쪽으로 다시 땅을 팠지만, 열심히 삽질을 해봐야 구덩이에서 빠져나올 수는 없었습니다.

정신없이 땅만 파다가 잠시 멈춘 그는 주변을 천천히 둘러보겠다고 마음을 먹습니다. 여기저기 더듬어보니 이미 구덩이에서 빠져나온 것 같은 착각이 들 정도로 공간이 넓었습니다. 사방으로 삽질을 해대느라 구덩이가 커진 탓이지요. 그러나 그는 여전히 구덩이 안에 있습니다. 이 장님이 구덩이를 벗어나기 위해서는 그가 가진 연장을 버려야 합니다. 삽은 구덩이에서 벗어나게 해줄 수 없습니다. 오히려 더 깊은 수렁에 빠뜨리지요. 사실 그에게 필요한 건 삽이 아니라 사다리였습니다.

치료사가 통증을 해결해줄 것으로 믿고 사용하는 도구 중에는 '삽'과 같은 역할을 하는 것들이 있습니다. 우리에게 필요한 것은 삽이 아니라 사다리인데 말이죠. 만약 사다리가 있다면 진정 유용한 도구를 사용하기 위해 기꺼이 삽을 내려놓을 수 있겠습니까?

어디로
가야 하는가?

　물리치료와 관련하여 숙고해보아야 할 연구가 2019년에 게재되었습니다. 영어권 물리치료사들을 대상으로 한 설문조사 결과와 처방 기록, 그리고 환자들을 대상으로 한 설문조사 결과를 바탕으로 물리치료사들이 근골격계질환에 어떤 치료를 적용하고 있는지를 확인한 연구였죠.[41] 이때 치료를 세 가지로 나누어 연구했는데, 가이드라인에서 추천하고 있으며 반드시 제공되어야 할 치료와 최근 밝혀진 과학적 증거를 통해 효과적이지 않다고 판단하여 추천하지 않는 치료, 그리고 아직 과학적 연구가 부족해서 추천 여부를 알 수 없는 치료였습니다(그림 4).

　결과는 놀라웠습니다. 현재 물리치료사가 허리통증 환자에게 적용하고 있는 치료 중에는 가이드라인을 따르는 치료가 약 35%, 추천하지 않는 치료는 44%, 그리고 추천 여부를 알기 어려운 치료는 72%나 된

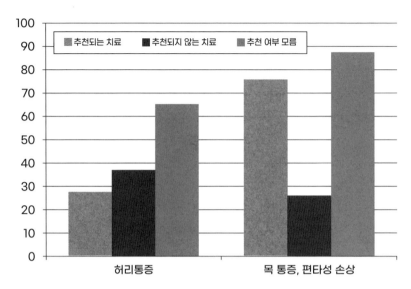

그림 4. 물리치료는 얼마나 근골격계 가이드라인을 준수하고 있는가(출처: Zadro, 2019.)

다고 했습니다. 목 통증 환자에게는 추천하는 치료를 85%나 적용하고 있지만 효과가 없는 치료도 38%나 적용했고, 아직 검증되지 않는 치료는 97%나 적용하는 것으로 나타났습니다.

　결과를 보면 치료사들은 효과가 입증된 치료를 하면서도 동시에 효과적이지 않거나 검증되지 않는 치료도 많이 하고 있음을 알 수 있습니다. 이는 치료 남용로 인한 의료 비용 상승을 부추길 수 있습니다. 물론 이 연구는 영어권 국가에서 진행되었으니 그 결과를 가지고 우리나라에도 일반화하기엔 다소 어려움이 있지만, 우리나라에서는 이와 같은 연구조차 거의 이뤄지고 있지 않아서 실태 파악조차 되지 않고 있다는 것이 문제입니다. 게다가 우리나라 물리치료가 미국이나 유럽 또는 호주 등의 영향을 많이 받고 있으며 연구에 참여한 국가들보다 부족한 물리치료 제반을 가지고 있다는 점을 감안한다면 우리나라 물리치료가 근거를 기반으로 치료를 제공하고 있다고는 더더욱 자신 있게 말할 수 없을 겁니다.

물리치료가 바뀌어야 할 이유가 바로 여기에 있습니다. 여전히 사람들은 근골격계 통증이 발생할 때 가장 먼저 물리치료를 찾습니다. 그들을 효과적으로 도우려면 어떠한 변화가 필요합니다. 언제까지 변화를 위해 노력해야 할까요? 바로 환자가 어느 병원으로 가더라도 의심 없이 자신에게 정말 도움이 되는 치료를 받게 될 때까지입니다.

치료사들은 경험 중심의 치료와 근거 중심의 치료를 놓고 많이들 다툽니다. 과학적 연구들이 치료사가 사용하고 있는 치료법의 효과를 지지하지 않거나 자신들의 신념에 반하는 결과를 내세울 때, 치료사들은 근거 중심의 한계를 설명하며 중요한 건 경험이라고 말합니다. 반대편에서는 물리치료가 대중들에게 더욱 인정받기 위해서는 미신 같은 치료를 버리고 과학적으로 효과가 입증된 치료만을 제공해야 한다고 주장합니다.

저는 큰 틀에서는 근거 중심의 치료를 지향합니다. 질 높은 연구를 통합해서 합의가 이루어진 가이드라인을 따르게 되면 치료가 잘못된 방향으로 흐를 가능성이 작아지기 때문입니다. 그러나 근거 중심의 치료에도 분명히 한계가 있습니다. 제가 만나는 모든 환자의 특성을 반영하는 연구란 있을 수 없습니다. 환자는 연구주제보다 훨씬 더 복잡하고 다양한 양상을 보입니다. 또한 가이드라인은 모든 치료 상황에 대한 세부적인 답을 제공해주지도 않습니다. 이럴 때는 경험을 통해 문제를 해결해나가는 것이 도움이 됩니다. 정리하자면 과학적 근거를 바탕으로 큰 틀을 세운 다음 그 안에서는 환자 개개인에게 적합한 다양한 치료 도구를 사용할 수 있어야 합니다.

가이드라인은 세부적인 길들이 나열된 지도가 아니라 옳은 길을 갈 수 있도록 도와주는 나침반과 같다고 할 수 있습니다. 그러나 앞서 살펴봤듯이 나침반 없이 일하는 물리치료사가 많습니다. 어느 방향으로 가야 하는지도 잘 모르면서 최선을 다하면 상황은 더 악화될 수 있습니다. 가이드라인을 제대로 알지 못하면서 폄훼하는 치료사도 있습니다. 그들은 가이드라인과 현실 사이의 괴리가 크다는 이유로 반대하지만 그 때문에 치료는 방향을 잃어가고 그 피해는 환자들이 입게 됩니다.

다행스럽게도 이런 안타까운 현실에 도움이 될 만한 가이드라인이 있습니다. 과학적 연구에 관심이 없거나 현실적이지 않다는 이유로 부정하는 치료사들도 참고할 만합니다. 〈근골격계 통증을 관리하는 최고의 방법〉이라는 제목으로 2019년에 게재된 이 연구는 근골격계 통증 관리에 관한 주요 가이드라인에서 공통으로 언급하고 있는 열한 가지를 추려서 제시합니다.[42] 그러니까 가이드라인 중의 가이드라인인 것이죠. 이것만이라도 제대로 숙지해서 적용한다면 최고의 치료를 환자에게 제공할 수 있습니다. 그럴 수만 있다면 시골에서 첨단장비 하나 없이 치료하더라도 그곳은 최고의 치료를 제공하는 곳이 될 것입니다.

근골격계 통증을 관리하는 최고의 열한 가지 방법은 다음과 같습니다.

1. 환자중심의 치료를 하라.
2. 금기증을 가려내라.
3. 심리 사회적인 중재를 적용하라.
4. 영상의학적 검사는 특별한 경우를 제외하고는 사용하지 말라.
5. 신경학적 검사와 움직임 또는 근력 평가가 포함된 신체검사를 하라.
6. 치료 중에 중간평가가 이뤄져야 한다.
7. 환자에게 그들의 상태나 치료에 관한 교육을 제공하라.
8. 환자에게 신체활동이나 운동 방법을 가르쳐라.
9. 다른 근거 기반 치료의 일부로 도수치료를 적용하라.
10. 금기증이 없다면 수술 전에 근거 중심의 비수술적 요법을 먼저 제공하라.
11. 아프더라도 계속 일하거나 직장으로 빠르게 복귀하도록 독려하라.

읽어보면 이미 알고 있는 당연한 얘기라고 생각할 수도 있습니다. 그러나 많이 들어왔기 때문에 익숙한 단어일지라도 그 개념을 제대로 이해하지 못해 실제 임상에서 적용하지 못하는 경우가 많다는 점을 명심해야 합니다. 예를 들어 '환자중심의 병원'이라는 표어는 어느 병원에 가더라도 흔하게 볼 수 있지만 정작 환자중심의 치료는 이뤄지지 않는 경우가 많습니다. 금기증을 가려내어 적절한 처치를 하는 것이 중요하다는 것을 알고는 있지만, 자기 앞에 앉아 있는 환자가 금기증에 해당하는지 실제로 감별해낼 수 있는 치료사는 많지 않습니다. 실천할 수 없다면 사실은 모르고 있다는 점을 인정해야 합니다. 그래야 알기 위해 노력할 수 있습니다. 모르면서 알고 있다는 믿음이 가장 위험합니다.

근골격계 통증을 관리하는 최고의 열한 가지 방법 중에서 몇 가지를 살펴보려고 합니다. 잘 이해하면 할수록 최고의 중재가 가능해집니다.

환자중심 치료는
치료의 초석이다

〈근골격계 통증을 관리하는 최고의 방법〉이라는 주제로 연구를 진행했던 저자들은 환자중심의 치료를 가장 중요한 가치로 여겼습니다. 그리하여 이듬해에 〈환자중심 치료는 근골격계 통증 관리의 초석〉이라는 연구를 하나 더 게재했죠.[43]

그들의 말대로 환자중심 치료는 치료의 초석이 됩니다. 초석이 흔들리면 기둥이 무너지듯이, 환자중심의 치료가 위태로우면 치료는 실패로 돌아갈 수 있습니다. 단어의 무게를 측정하는 저울이 있다고 가정하면 '환자중심 치료'라는 단어는 이 책에서 언급한 모든 단어 중에 가장 무거운 단어가 될 것입니다. 환자중심 치료는 치료적 동맹관계, 공동의사결정, 신체적 안정, 목표 설정, 감정적 지지 등 다양한 구성 요소를 포함하고 있어서 더 그렇습니다. 그러므로 이 단어를 그저 고객 유치를

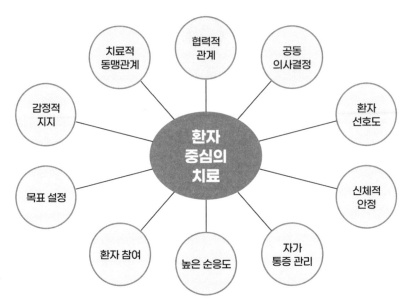

그림 5. 환자중심 치료의 구성 요소(출처: 〈안녕통증 파트 2〉 강의 자료)

위한 마케팅 목적으로 사용하기에는 무리가 있습니다.

　임상에서 환자중심 치료를 실천하기란 정말 어려운 일입니다. 치료적 동맹관계를 형성하는 것 자체도 쉬운 일은 아니지만, 이것도 환자중심 치료로 가기 위해 거쳐야 할 하나의 과정일 뿐입니다. 환자 선호를 반영하여 치료 계획을 정하고 목표를 설정하는 일은 환자와의 협력적 관계가 선행되지 않으면 어렵습니다. 이처럼 환자중심 치료를 이루는 개별적인 요소들이 모두 중요하며, 모두가 연결될 때 비로소 환자중심 치료가 완성됩니다. 따라서 환자중심 치료는 정말 위대한 용어입니다.

환자중심 치료의 반대는 의사 또는 치료사 중심의 치료입니다. 사실 의료인들은 이런 치료 방식에 익숙해져 있습니다. 의료인들은 의료지식이 부족한 환자를 대신해서 평가하고 치료 계획을 세우고 목표를 정합니다. 환자는 그저 의료인이 시키는 대로 따라야 하는 존재일 뿐입니다. 물론 생명이 위급한 응급실 또는 수술실에서는 당연히 의료인의 판단에 모든 것을 걸어야 할 때가 있습니다. 그러나 근골격계 통증을 다루는 물리치료사가 그런 상황에 놓이는 일은 거의 없습니다.

의료인 중심의 치료가 무엇인지 극명하게 보여주는 사례를 경험한 적이 있습니다. 합병증 때문에 내과를 방문할 예정인 할머니에게 저는 의사가 약을 처방하는 데 도움이 되도록 증상을 자세하게 설명해야 한다고 말해주었습니다. 필요하다면 메모해서 가는 것도 좋은 방법이라고 알려주었지요. 진료를 보고 나서 다시 저를 찾은 할머니가 진료 경험을 말해주었습니다.

"선생님께서 일러준 대로 내가 어디가 안 좋은지를 꼼꼼하게 정리해서 종이에 적어 갔어요. 의사 앞에서는 긴장해서 말이 잘 안 나오잖아. 하나씩 증상에 관해 설명하고 있는데 의사가 나더러 한마디 하더라고."

"뭐라고 하던가요?"

"거참, 할머니 참 말 많네. 어련히 알아서 할까. 환자가 왜 이렇게 말이 많아요?"

이것이 의료인 중심의 치료와 환자중심의 치료가 얼마나 다른지를 잘 보여주는 사례입니다. 환자중심 치료는 환자를 자기 삶에 대한 전문가로 인정합니다. 치료 시간은 전문가들끼리 만나는 자리이지요. 따라서 의사소통 기술이 중요해집니다. 환자 삶에 대한 전문가로부터 충분히 중요한 정보들을 끌어낼 수 있어야 치료 계획도 잘 세울 수 있고 올바른 목표를 향해 치료가 진행되기 때문입니다.

그렇게 환자를 존중하게 되면 환자는 지지받는 느낌을 받게 되고, 재활하는 동안 수동적으로 끌려다니는 대신 적극적으로 치료에 참여하고자 합니다. 재활에는 치료사의 역할이 있듯이 환자의 역할도 있습니다. 환자가 그들의 역할에 충실한 것을 순응도가 높아졌다고 표현하며 높은 순응도는 회복 기간을 단축해줍니다.[44] 치료에 대한 만족도가 높아지는 것은 당연하겠지요. 그래서 치료사들은 초석을 잘 닦는 훈련을 해야 합니다.

세상에 노력 없이 얻어지는 것은 없습니다. 그건 환자중심 치료도 마찬가지입니다. 배워야 하고, 배운 것을 실천하면서 실패도 경험할 필요가 있습니다. 거기서 문제점을 찾아 보완해나가다 보면 환자중심 치료가 완성되는 것입니다.

금기증을
가려내라

'금기증'이란 환자의 증상이 심각한 병리적 현상과 관련되므로 보존적인 치료보다는 추가적인 검사나 응급처치가 이뤄져야 하는 경우를 말합니다. 정형외과 의사 존 베리는 1925년 허리통증이 단순히 뼈나 근육에 국한되어 나타나지 않는다는 사실을 발견하고, 그런 사람을 감별하기 위한 과정으로 붉은 깃발(red flag. 환자의 증상이 문진이나 임상 평가를 통해 심각한 병리적 현상과 관련된 것으로 발견되는 경우를 말함)이라는 절차의 필요성을 언급했습니다.[45]

그로부터 백여 년이 지난 지금, 금기증을 감별할 수 있는 다양한 신체학적 평가와 영상의학적 검사들이 있습니다. 척추 평가를 진행할 때 골절, 종양, 감염 등과 같이 금기증에 해당하는 경우가 약 1% 미만 정도에서 발견된다고 합니다.[46] 이처럼 발견될 가능성이 작다고 생각해서

인지 치료사는 금기증 감별에 별다른 노력을 기울이지 않습니다. 그러나 다음과 같은 사례를 본다면 생각이 달라질지도 모르겠습니다.

자영업을 하던 50대 남성이 심한 어깨통증으로 병원을 찾았습니다. 의사는 단순한 어깨관절 문제로 생각하고 약물치료와 주사치료를 처방했죠. 그래도 호전되지 않자 이 환자는 도수치료까지 받게 되었습니다. 그런데도 어깨통증이 매우 심해서 밤에 잠을 자기 힘들었고, 밥을 먹기 위해 팔을 움직이는 것조차 편하게 할 수 없었습니다. 고통 속에 점점 야위어가던 그가 도수치료를 받은 지 4개월이 되던 어느 날, 추가적으로 시행한 검사에서 환자는 폐암 말기 진단을 받았습니다. 그리고 1년이 지난 후 그는 사망에 이르게 되었습니다.

이 사례를 보면 참으로 안타깝습니다. 단순한 어깨통증이 아닌 암성 통증으로 의심할 수 있는 단서들이 곳곳에 있었는데도 의사와 치료사는 질환을 제때 감별하지 못했습니다. 환자는 야간통이 심했고 도수치료와 같은 보존적인 치료에 4개월이나 반응을 보이지 않았습니다. 50대라는 점과 이유를 알 수 없는 체중감소가 있었으나 악성 종양의 징후임을 알아차리진 못했던 겁니다. 물론 그들도 암은 보존적 치료에 있어 금기증에 해당한다는 사실을 알고는 있었을 겁니다. 그러나 암 진단을 받지 않은 채로 치료실에 들어온 암 환자를 가려내지는 못했습니다.

금기증 환자를 감별할 수 없다면 사실은 금기증에 대해 모르고 있는 겁니다. 그로 인해 환자는 고통 속에서 생을 마감했고 그의 가족은 남겨진 고통을 안고 살아가야 합니다. 그를 진료하고 치료했던 의사와 치료사도 죄책감에서 벗어나지는 못하겠죠. 중요한 것은 이러한 사례가 또 발생할 수 있다는 점입니다. 그러므로 치료사는 금기증 감별에 더 많은 신경을 써야 합니다. 물론 치료를 처방하는 의사에게 금기증 감별에 대한 일차적인 책임이 있으나 의사가 미처 감별하지 못하는 경우들도 있을 수 있습니다. 저 역시 뇌혈관 문제, 강직성 척추염, 골절 등을 평가를 통해 가려낸 적이 있습니다.

아흔아홉 번의 치료를 잘하더라도 한 번의 실수로, 아니 천 번을 잘해도 단 한 번의 실수 때문에 환자를 잃게 된다면 그동안의 성과가 한순간에 무너질 수 있습니다. 당장 아픈 환자의 통증을 줄여주는 방법에 더 많은 관심이 가는 건 당연하지만 금기증 감별을 위한 공부도 계속해야 하는 이유입니다. 왜냐하면 치료사들이 알고 있는 금기증 감별을 위한 평가들은 금기를 충분히 가려내지 못하기 때문입니다.[47] 그러므로 단일 검사에만 의존하지 않고 임상 증상을 종합적으로 고려해서 판단하는 능력을 갖추어야 합니다.

스테로이드를 장기간 복용해온 70대 여성이 허리통증으로 병원을 찾는다면 척추 압박 골절의 가능성을 염두에 두어야 합니다. 야간통을 포함해서 휴식기에도 통증 변화가 없고 보존적인 치료에 반응을 보이지 않는다면 추가적인 검사가 필요한 상황일 수 있으며, 정확한 이유 없이 걷기가 어려워진 환자들은 중추신경계 손상 가능성을 의심해보아야 합니다. 고열을 동반하는 경우는 알 수 없는 감염일 수 있으며, 흡연

력이 있는 60대 남성의 복부에서 분명하게 맥박이 뛰는 현상이 관찰되는 건 생명을 위협하는 대동맥류이므로 응급처치를 해야 하는 상황입니다. 또한 허리가 아파서 내원한 환자가 항문 주변의 감각이 상실되었다면 마미증후군으로 인한 것일 수 있으며 48시간 이내 감압술을 시행해야 합니다.

심리 사회적인 중재를
적용하라

근골격계 통증을 다루는 치료사에게 심리 사회적 중재가 강조되는 이유는 만성통증으로 인한 손실이 증가하고 있기 때문입니다. 만성통증의 주를 이루고 있는 허리통증, 목 통증, 골관절염 등에 대한 사회적 부담은 그 어떤 질환보다도 높습니다. 만성통증을 위해 사용되는 경제적 부담은 이미 심장병이나 암 치료를 위한 비용을 초과했습니다.[48] 의학계에서는 통증이 만성화되는 이유를 심리 사회적 요인으로 이해하고 신체와 함께 심리 사회적인 문제를 함께 중재하는 것이 만성통증 관리를 위한 이상적인 방향임을 인정하기 시작했습니다.[49]

예를 들어, 같은 이유로 허리통증을 경험한 사람이 있다고 가정한다면 통증에 대한 불안이나 파국적 사고(통증에 대한 지나친 집중이나 확대 해석, 통증 관리에서 환자 스스로 무가치한 존재로 여기는 것) 또는 우울, 대인관계 불화, 낮은 직업 만족도를 가진 사람이 그렇지 않은 사람에 비해 회복이 느리며 결국 만성통증에 이른다고 합니다.[50, 51] 그런데 서구 사회조차 심리 사회적 중재를 포함하는 재활이 필요하다는 인식을 공유하면서도 실제로 만성통증 환자가 의사와 물리치료사, 심리상담가, 사회사업가 간의 협력 속에 치료받기란 쉽지 않은 실정입니다. 비용과 접근성의 문제 때문입니다. 그래서 이를 해결하기 위해 비심리학자인 물리치료사가 심리 기반의 물리치료를 제공하는 서비스에 관한 논의가 이뤄진 적 있습니다.[52]

심리학과 친하지 않은 물리치료사들은 이 심리 기반 물리치료에 관하여 오해하곤 합니다. 오해는 대개 '어떻게 물리치료사가 심각한 우울증 환자나 조현병 환자와 같은 정신질환자를 다루겠는가'에 관한 것인데, 사실 심리 기반 물리치료의 대상에는 정신질환자가 포함되지 않습니다. 그들의 정신과적 문제는 정신보건 전문가에게 의뢰하는 게 맞습니다.

심리 기반 물리치료는 통증으로 인해 나타나는 부적응적인 행동이나 감정에 개입하는 것을 말합니다. 여기에서 '부적응적 행동'이란 환자가 통증에 대한 비현실적인 두려움을 갖고 있어서 행동을 제한하거나, 통증에 관한 잘못된 신념에 사로잡혀 부적절하게 통증을 관리하는 경우를 말합니다. 물리치료사는 주로 행동 치료적 접근을 훈련받아 통증의 만성화에 기여하는 심리적 요소들을 중재합니다. 그 결과 환자스스로 통증을 관리할 수 있는 능력을 길러 적절히 대처할 수 있게 하고, 통증이 더 이상 환자의 삶을 속박하지 못하도록 돕는 것을 목표로 합니다.

그러나 만성통증 환자에게 심리 기반 물리치료를 제공하기 위해서는 여전히 높은 장벽들을 통과해야 합니다. 가장 큰 장벽은 치료사들의 무관심이며 대학 교과 과정에서도 여전히 심리 기반 물리치료를 배제하고 있다는 점입니다. 그렇다고 임상에서 이 과정을 배울 수 있는 학회가 있는 것도 아닙니다. 따라서 심리 기반의 중재가 필요하다는 것을 인식하고 있는 치료사들이 임상에서 이를 제대로 적용하는 데 한계가 있습니다.

이 책에서 말하고 있는 '전설의 치료'는 심리 기반 중재를 포함하는 경우가 많습니다. 환자를 이해하고 공감해주면서 그들이 가진 강점을 찾게 해주는 과정을 통해 통증은 줄어들었습니다. 통증을 올바르게 이해할 수 있도록 해주는 통증 교육은 환자들이 막연한 두려움에서 벗어나게 해주었고, 30년간 부자연스럽게 허리를 숙여야 했던 환자는 노출법을 통해 자유로운 움직임을 얻게 되었습니다. 목표를 정하고 행동으로 실천하도록 돕는 과정은 통증에만 집중하던 환자가 통증 너머의 고귀한 가치를 따라 살게 해주었고, 비현실적인 생각으로 괴로움의 짐을 더 무겁게 지고 다니던 환자는 인지 재구조화 작업을 통해 통증뿐만 아니라 스트레스도 관리하게 되었습니다. 긴장을 완화한다는 것이 무엇인지 알지 못했던 환자는 이완의 즐거움을 깨닫게 되었고, 스트레스로 잠을 못 이루던 환자는 다시 깊은 수면을 회복하게 되었습니다. 이 모든 것은 심리 기반 물리치료를 통해 얻은 효과입니다. 이 효과를 누린 어떤 환자는 제게 이런 말을 해주었습니다.

"저는 여러 병원을 돌아다니며 제법 많은 치료를 받았어요. 그런데 선생님처럼 치료해주시는 분은 처음 봐요. 다른 곳에서는 너무 아프게 마사지만 해줘서 힘들었어요. 선생님은 그렇지 않네요. 대신에 저의 마음을 봐주시는 것 같아요. 그리고 제가 뭔가를 할 수 있게 도와주세요."

심리 기반 물리치료의 효과를 어떻게 설명할 수 있을까요. 여기에는 많은 이론이 포함될 수 있지만, 간단히 말해서 심리 기반 물리치료는 질환 너머의 사람을 보게 해줍니다. 치료사는 허리디스크를 치료하는 것이 아니라 허리디스크를 앓고 있는 사람을 치료합니다. 만성통증은 치료가 어렵다고 합니다. 치료해서 좋아지는 듯하다가도 아프기를 반복합니다. 그래서 저는 사람을 키웁니다. 통증이 그대로라도 환자는 괜찮을 수 있습니다. 그 통증 문제를 안고 살아가는 사람이 통증보다 큰 존재가 되면 됩니다. 그렇다면 통증을 견뎌낼 수 있습니다.

심리 기반 물리치료는 기존 방식이 추구하는 것처럼 통증을 없애려는 전략이 아닙니다. 통증과 함께 살되 더 멋지게 살아낼 수 있는 방식을 가르칩니다. 그런데 심리 기반 접근을 통해 통증이 조절되는 수준으로 줄었다고요? 그건 환자가 더 큰 사람이 되었기 때문입니다.

신체 평가의
함정

학부 때 교수님들은 학생 한 명을 세워두고 이렇게 말씀하시곤 하셨습니다.

"이 친구의 문제는 뭐야?"

그러면 나머지 학생들은 집요할 정도로 꼼꼼하게 앞에 서 있는 학생의 문제점을 찾아내곤 했는데 주로 이렇게 말했습니다.

"등이 굽어 있어요." "목이 앞으로 기울었네요." "양쪽 어깨높이가 맞지 않아요." "무릎 사이가 벌어져 있어요." "골반이 돌아가 있는 것 같아요."

무안해서 얼굴이 붉어진 학생을 아랑곳하지 않고 참 열심히도 자세를 분석했습니다. 당시 모범생이었던 저도 누구보다 열심히 친구의 문제를 찾아내느라 분주했을 겁니다. 하지만 만약 다시 그 수업 시간으로 돌아간다면 저는 이렇게 말하고 싶습니다.

"○○는 ○○에게 어울리는 자세를 가졌네요."

자세라는 건 개인의 유전적 소인과 더불어 오랜 습관, 즐겨하는 활동 그리고 심리적인 영향을 받아 만들어집니다. 그래서 자세는 개인에게 최적화된 결과라고 할 수 있습니다. 그 당시의 우리는 그걸 인정하지 않았습니다. 해부학책에서 볼 수 있는 이상적인 자세를 공부하고 그에 벗어난 것은 죄다 문제가 있다는 식으로 명명했으니까요. 그렇게 했던 이유는 잘못된 자세가 통증의 원인이라고 생각했기 때문입니다.

지금 생각해보면 복잡한 통증 메커니즘을 너무 단순화시켜서 이해했던 것 같습니다. 그리고 사실 자세가 통증의 많은 부분을 설명하고 있지는 않은데도 이 믿음에서 벗어나는 데 오랜 시간이 걸렸습니다. 구부정한 자세가 두통이나 목 통증과 무관하며,[53] 오히려 허리디스크의 수분 재활성을 돕는 역할을 하고 있음을 발견했을 때[54] 저의 믿음에 조금씩 균열이 가기 시작했습니다.

이와 비슷한 맥락으로 학교에서 배웠던 근골격계질환 감별을 위한 스페셜 테스트가 환자의 통증을 깊이 이해하는 데 방해가 된다는 사실도 알게 되었습니다. 신체를 몇 번 움직여서 반응이 있고 없음에 따라 질환을 쉽게 감별해내는 스페셜 테스트는 오히려 정확성의 문제와 함께 낮은 진단학적 가치로 인해 통증의 본질을 이해하는 데 혼란을 주었습니다.[55]

세상에 마법은 존재하지 않는데 의료현장에서는 마치 마법이 있는 것처럼 여깁니다. 그 마법은 임상에서의 편의성은 제공해주었지만 편리한 만큼 치료사의 시야를 좁게 만들고 있죠. 임상에서는 새롭게 개발되는 마법을 계속해서 보게 됩니다. 신체의 움직임을 평가해 부상을 예측할 수 있게 해준다는 평가도구들은 개발자에게는 큰돈을 안겨주었고 지금도 그 평가법을 배우기 위해 많은 치료사의 주머니가 비어가고 있지만, 실은 부상을 예측하기 위한 움직임 평가도구는 그 멋진 이름과는 다르게 부상을 효과적으로 예측해주지는 못한다고 합니다.[56] 만져서 통증의 위치를 찾는 촉진법도 감별력이 떨어지는데도[57] 촉진 기술을 향상하기 위한 치료사들의 노력은 여전히 뜨겁습니다.

이렇게 부정확한 평가는 죄 없는 질환을 만들어냅니다. 환자의 증상과 얼마나 관련되어 있는지도 알지 못하면서 질환을 없애야 한다며 치료가 이뤄지고 있습니다. 치료가 효과적이었는지 아니면 회복될 시기가 되어서 좋아진 것인지와는 관계없이 일단 증상이 사라지면 다행이겠지만, 만약 통증이 만성화된다면 환자들은 부정확한 평가에 의한 희생자가 되고 맙니다. 환자에게 불필요한 불안을 느끼게 하고, 진짜 통증의 원인을 깨닫고 대처하는 일에 훼방을 놓는 것이 부정확한 신체 평가이기 때문입니다. 그러므로 합리적인 추론을 위해 기존 신체 평가를 재고해볼 필요가 있습니다.

지금부터 신체 평가를 할 때 필요한 다섯 가지 지침을 알려드리도록 하겠습니다.

첫째, 신체 평가를 할 때는 환자에게 신체 평가의 목적을 미리 알려야 합니다.

신체 평가 중에는 통증을 재현시키는 검사들이 있습니다. 환자가 검사의 목적을 이해하지 않은 상태에서 검사 중에 통증이 발생하게 되면 다음에 시행하는 다른 검사에서도 아플 수 있다는 생각 때문에 긴장하게 되어 자칫 정확한 평가가 이뤄지지 않게 됩니다. 치료사에게는 익숙한 평가지만 환자는 처음 경험하기 때문에 평가의 목적과 함께 불편할 수 있음을 미리 알려주는 것이 검사의 정확성을 높이는 길입니다.

둘째, 단일 검사에 의존하지 말고 종합적으로 고려해야 합니다.

금기증 감별에서 언급했던 것처럼 단일 검사를 통해 통증의 원인을 파악한다는 건 매우 어려운 일입니다. 근골격계질환 감별을 위해 사용하는 스페셜 테스트 중에는 진단학적 평가가 이뤄지지 않은 검사도 많습니다. 그러므로 한두 가지 검사에서 반응을 보였다고 해서 특정 질환을 확신하게 되면 잘못된 치료 계획을 세울 가능성이 커집니다. 다행인 점은 감별을 위해 몇 가지 검사를 통합해서 시행할 때는 진단학적 가치가 높아지기도 한다는 점입니다.[58] 그러므로 다양한 검사와 문진 등을 고려해서 종합적으로 판단하는 것이 성급한 결정으로 인한 실패를 줄이는 방법입니다.

셋째, 평가 결과를 설명할 때 환자의 두려움을 증가시키지 않도록 해야 합니다.

통증에 대한 두려움은 삶을 제한시키는 주된 이유가 되며 부정적인 예후를 갖게 합니다. 그러므로 평가 결과를 설명할 때 불필요한 두려움을 만들지 않도록 주의해야 합니다. 가령, 특정 검사에서의 양성반응만으로 질환 여부를 단정하듯 말하기보다는 검사의 양성반응이 질환이 있을 가능성을 얼마나 높이는지 언급하면서 신체검사가 완벽하지 않음을 알려주는 게 좋습니다.

또한 위협적인 진단명을 사용해 환자에게 말하는 것은 부정적인 예후를 갖게 하므로 특히 주의해야 합니다. 예를 들어 미국 정형외과 의사 브라만은 어깨충돌증후군과 같은 위협적인 용어 사용을 자제할 것을 권하고 있는데, 그는 어깨충돌증후군에 대한 과학적인 근거가 부족한 상태에서 이 용어가 자칫 어깨통증 환자에게 움직임에 대한 불안을 조성할 수 있다고 설명합니다.[59] 그러므로 브라만은 어깨충돌증후군 환자라고 말하는 대신에 진단이 불확실하다면 그냥 어깨가 아픈 위치로 진단명을 대체한다고 합니다. 다소 비전문적인 진단 방식이라고 여겨질 수도 있으나, 애초에 원인이 명확하지 않기에 사용하는 용어가 '증후군'이라는 점을 떠올려보면 확실하지 않은 진단을 말하면서 환자를 위협하는 것보다는 나은 선택이라고 생각합니다.

넷째, 근골격계 통증 환자라고 할지라도 신경학적 검사들이 포함되어야 합니다.

근골격계 통증을 주로 신체의 손상에만 국한해 판단하려고 하다 보니 임상에서는 정형외과 환자에게 신경학적 평가를 잘 시행하지 않습니다. 그러나 손상된 신체는 통증을 자각하지 않는다는 점을 명심해야 합니다. 모든 감각은 뇌에서 처리되며 통증도 예외는 아닙니다. 그러므로 신체와 뇌를 연결하는 감각신경의 기능이 정상인지를 확인해야 합니다. 손상된 조직보다는 손상이나 유해자극을 처리하는 통각신경이 민감해졌기 때문에 약한 자극에도 쉽게 통증을 느끼는 경우가 있습니다. 따라서 감각신경의 기능이 정상인지를 알아보는 과정은 근골격계 통증 관리를 위해 필요합니다. 또한 감각신경의 평가는 통증의 메커니즘을 이해하는 데에도 도움을 주며, 치료 예후가 어떠한지도 가늠해볼 수 있게 합니다.[60]

다섯째, 신체 평가는 환자의 신체활동과 관련되어야 합니다.

치료의 중요한 목표는 신체가 정상 기능을 회복하는 것입니다. 그러나 현존하는 신체검사는 환자의 일상 활동을 측정하는 데에 그리 효과적이지 않습니다.[61] 그러므로 정해진 평가도구에 의존하기보다는 실제 환자의 제한된 일상 활동을 평가하는 것이 더 바람직합니다. 예를 들어 마트에서 장을 보고 나서 자동차 트렁크에 짐을 싣는 과정에서 허리통증을 경험한 환자가 있다고 가정해봅시다. 허리를 얼마나 숙일 수 있는지 평가하는 검사나 누워서 다리를 들어 올리는 검사와 같은 일반적인 신체 평가는 이 환자의 제한된 일상 활동에 관해 제대로 보여주지 못할 수 있습니다. 이런 경우에는 무거운 짐을 자동차 트렁크에 싣는 동작과 유사하도록 아령을 들고 허리를 앞으로 기울이는 동작을 시행하게 하여 평가하면 통증이 어떻게 발생하는지를 확인할 수 있을 겁니다. 또한 치료 후에도 같은 방식으로 평가해서 더 무거운 아령을 들거나 허리를 더 앞으로 숙일 수 있게 되면 치료가 효과적이라는 사실을 증명해보일 수 있습니다.

아픔만 묻지 말고
즐거움과 일상 활동을 점검하기

환자들은 치료받기 전보다 여러 면에서 더 향상된 결과를 얻더라도 여전히 이루지 못한 목표에만 집중하려는 경향이 있습니다. 특히 긴 재활 과정을 거쳐야 할 때는 앞만 보고 달리는 치료법이 환자를 지치게 만드는 요인이 되지요. 목표는 여전히 멀게만 느껴지고 자신의 부족한 점은 그대로라고 생각하기 때문입니다.

그럴 때는 중간평가를 통해 그동안 힘들게 이뤄왔던 의미 있는 변화를 확인하는 시간을 가져보면 좋습니다. 재활 초기와 비교해보면서 치료 전에는 상상할 수 없던 일들을 해내었다는 사실을 깨닫게 되면 환자의 자신감이 높아질 수 있습니다. 반면 기대에 못 미치거나 더 악화되는 상황에서도 중간평가는 중요합니다. 어째서 기대하는 반응이 나타나지 않았는지를 분석하며 치료 계획을 수정하거나, 금기증이 의심되는 경우에도 추가적인 검사를 받아야 하는지를 결정하기 위해서 중간 평가가 필요합니다.

보통 치료실에서는 환자의 문제를 파악하기 위해 초기 평가를 자세히 시행하지만 중간평가는 잘 하지 않는 경향이 있습니다. 하지만 저는 환자가 올 때마다 매번 지난 치료에 대한 피드백을 환자에게 받으며 문진과 함께 필요한 몇 가지 평가를 더 해보는 편입니다.

중간평가를 통해 확인할 사항은 다양합니다. 그러나 일반적으로 중간평가에서 가장 중요한 것은 통증 정도의 변화입니다. 흔히 환자에게 어떤 개입을 적용하고 난 뒤 효과가 있었는지 여부는 통증에 달려 있다고 생각합니다. 그래서 병원에서는 이런 질문을 많이 하게 되는 것이죠.

"1점에서 10점까지 현재 경험하는 통증 점수를 매겨본다면 얼마 정도 되는 것 같아요? 1점은 아주 약한 통증이고 10점은 매우 심한 통증이라고 한다면요."

책에서 여러 번 언급했듯이 저는 환자의 통증 감소에 신경을 많이 쓰진 않습니다. 제가 촉진자의 역할을 충실히 한다면 통증 억제 능력을 갖춘 환자 개인의 통증이 감소하는 건 당연한 일이기 때문입니다.

치료실에서는 통증이 감소하는 것처럼 보여도 일상에서 재발할 우려가 큰 만성통증에 시달리는 환자들은 치료받으며 아픔이 줄어들어도 크게 기뻐하지 않습니다. 같은 이유로 통증이 감소하지 않더라도 좌절하지 않죠. 치료를 적용했음에도 통증이 줄어들지 않을 경우 저는 이를 기회로 삼아 제가 개입하는 치료 이외에도 통증을 관리하는 다양한 방법을 찾기 위해 환자와 함께 고민해보는 시간을 갖습니다. 치료실에서도 해결되지 않는 통증은 환자가 일상을 살면서 분명히 다시 만나게 될 것이므로 치료실은 그야말로 그때를 대비해서 여러 가지 방법을 시도해보는 실험실이 되는 것입니다. 그러니 통증은 제 치료의 성공과 실패를 결정하지 않습니다. 궁극적으로 치료는 환자를 자가 치료사로 만들어가는 것을 목적으로 하며 그것이 이루어지기까지 통증은 어느 정도 예상할 수 있는 현상입니다.

제가 중간평가에서 주로 이용하는 검사 척도는 통증 점수가 아니라 PEG 점수입니다. 여기에서 P는 통증(Pain), E는 즐거움(Enjoyment), G는 일상 활동(General activity)을 말합니다. 병원에서 통증을 10점이란 점수로 확인하듯이 저는 즐거움과 일상 활동도 10점이란 점수를 이용해서 확인합니다.

"통증 점수처럼 즐거움과 일상 활동의 점수를 매겨보세요. 지난 한 주간 통증이 ○○ 님의 즐거움을 얼마나 방해했나요? 또한 통증은 ○○ 님의 일상 활동을 얼마나 방해했나요? 1점은 아주 약한 정도의 방해, 10점은 매우 심한 정도의 방해를 말합니다."

이렇게 구한 세 가지 점수를 더해 3으로 나누어 나타난 값은 저에게 의미 있는 점수입니다. 만성통증 환자에게 통증의 증가와 감소는 반복되므로 통증만 가지고 치료의 성공과 실패를 결정하게 되면 잠시 성공하는 것처럼 보여도 종국에서는 실패로 끝납니다. 그러므로 만성통증 환자에게 통증을 확인하는 것보다 중요한 건 바로 즐거움과 일상 활동입니다. 통증이 있더라도 즐거움이나 일상 활동이 유지되거나 높아질 수 있습니다. 아픈데 어떻게 즐거울 수 있을지 의문이 들겠지만 환자의 자기효능감이 높다면 가능합니다.

"지난주에도 통증은 있었어요. 그럼에도 불구하고 전 예정된 모임에 나갔고 즐겁게 지내다 왔어요."

"아파요. 그럼에도 불구하고 누워 있지 않고 그림을 그려서 작품을 완성했어요."

만성통증 환자가 즐거움을 회복하고 일상을 되찾는 것이 치료 목표이기 때문에 PEG 점수가 높아진다면 치료는 바른 방향으로 가고 있는 것입니다.

저는 평가와 관련하여 운동이나 치료가 끝나고 나서 환자에게 꼭 물어보는 것이 있습니다.

"운동하니까 어때요?" "하고 나니까 무슨 생각이 들어요?" "지금 기분은 어때요?"

이렇게 물어보면서 환자의 생각과 감정의 변화를 살핍니다. 신체의 변화를 위해 운동하는 것이겠지만 운동은 신체에만 영향을 주지는 않습니다. 못 한다고 믿었던 운동 동작을 성공하게 되면 자신감이 높아지고 기쁨을 느낍니다. 이런 긍정적 반응을 말로 표현하게 해서 그 순간에 집중시키고 더 오래 기억할 수 있게 도우려고 질문하는 것이죠. 만약 환자가 생각보다 힘들고 어려웠다는 반응을 보이면 운동의 의미를 설명해준 다음 힘들고 어려웠지만 시도했다는 점에 대해 지지하고 격려해줍니다. 치료실에서 다뤄야 하는 건 신체, 생각, 감정입니다. 신체 변화는 환자가 말하지 않더라도 눈으로 확인할 수 있지만, 생각과 감정은 환자가 언어로 표현해야 알 수 있는 부분이기에 적절한 질문을 통해 꼭 확인해야 합니다.

교육은 부작용 없는
비용효율적인 치료다

"왜 아픈 것 같아요?"

제가 환자를 만날 때 자주 물어보는 질문 중 하나입니다. 물론 환자들은 제가 물어보는 질문에 대한 답을 얻기 위해 병원을 찾지만, 저는 환자가 평소 아프다고 생각하는 이유가 궁금해서 물어봅니다. 만성통증 때문에 병원을 이미 여러 군데 다녔던 사람들은 그들을 진료했던 의사의 수만큼 다양한 진단을 받게 됩니다. 왜 치료받아도 낫지 않고 오래도록 아픈 것 같냐는 질문에 환자들은 보통 그들이 받았던 신체적 진단 때문이라고 말합니다.

허리디스크, 척추관 협착증, 근육긴장, 측만증, 거북목, 퇴행성관절염, 파열, 염좌 등 다양한 신체 문제가 언급되지만, 통증이 만성화될 때 확인해야 할 심리 사회적 요인들을 언급하는 환자를 만나기는 어렵습니다. 환자가 받게 되는 진단은 자기공명영상촬영이나 엑스레이와 같은 영상의학적 검사들을 토대로 이뤄지지만 그러한 검사들은 거짓 양성의 가능성 때문에 진단학적 정확성이 떨어집니다.[62] 이런 영상의학적 진단만으로는 환자의 증상을 충분히 설명하기 어렵지만 그런 정보를 알고 있는 환자는 많지 않습니다.

진단명과 함께 곁들어지는 의료진이나 치료사의 의견이 환자의 삶을 더욱 제한하기도 합니다.

"많이 닳아졌으니까 아껴 쓰세요."

"앞으로 허리를 사용할 때는 최대한 코어를 활용하세요(그 정도로 당신의 허리는 약하답니다)."

"(30대 여성에게) 척추 나이는 거의 60대군요."

이런 진단과 설명은 환자에게 통증에 관한 잘못된 신념을 심어주어서 예후를 나쁘게 만듭니다.[63] 의사와 치료사는 환자를 위협하지 않으면서도 아픈 이유를 잘 설명하는 방법을 배우고 훈련해야 합니다. 여기에 특화된 교육법이 통증 교육이며 통증 교육의 효과에 대해서는 이미 앞부분에서 다루었습니다.

진단에 사로잡혀 좋아하던 취미를 포기하며 살던 50대 교사에게 통증 교육을 한 적이 있었습니다. 통증 교육이 끝나고 그녀의 입에서 나온 말은 "할렐루야"였습니다. 그동안 디스크 때문에 포기한 인생을 통증 교육을 통해 되찾은 그녀는 이 소식을 친척과 친구들에게도 전해주었다고 합니다. 참 재미난 일이지요. 아픈 이유를 어떻게 설명하느냐에 따라서 통증이나 기능 제한의 결과가 바뀌니까요.

　교육의 중요성을 강조할 때 제가 자주 인용하는 연구가 있습니다.[64] 허리 척추관 협착증이 있는 70대 노인 100명을 대상으로 일주일에 두 번씩 6주간 치료받은 그룹과 단 한 번의 허리통증 관리법 교육을 받은 그룹의 처치 효과를 비교한 연구인데요. 병원에서 집중관리를 받은 그룹에게는 교육과 운동 그리고 도수치료를 여러 차례 시행했고, 단 한 번의 교육을 받은 그룹에게는 집중관리를 받은 그룹이 받은 것과 동일한 교육을 약 15분에서 30분 정도 한 차례 제공했습니다. 결과는 어떻게 되었을까요? 병원에서 집중관리를 받은 그룹에서는 처치 후 걷기 능력이 82%가 향상되었습니다. 그리고 교육만 받은 그룹은 걷기 능력이 63% 향상되었죠.

　결과적으로 보면 집중관리가 더 효과적이라고 생각할 수 있겠지만 저를 놀라게 한 건 단 한 번의 교육만으로도 63%나 걷기 능력이 향상되었다는 점이었습니다. 참가자들은 모두 척추관 협착증의 주요 증상인 걷기를 방해하는 간헐적 파행 증상을 1년 이상 겪은 환자들이었는데 교육이 그들의 걷기 능력을 비용효율적으로 향상해준 것입니다. 자가관리를 위한 교육이 얼마나 중요한지를 깨닫게 해주는 이 연구처럼 교육의 효과는 임상에서도 자주 증명되곤 합니다.

　허리를 숙이지 못하던 한 30대 남성은 20대 때 허리디스크 진단을 받은 후로 매우 힘든 삶을 살았습니다. 그는 스스로 통증을 관리하는 방법을 배우고 싶어 했기에 저와의 치료는 주로 어떤 방법들이 그에게 도움이 되는지를 탐색하는 식으로 이뤄졌습니다. 많은 방법 가운데 자신에게 효과적인 방법을 찾아낸 그는 현재 골프 운동과 조깅을 하며 인생을 즐기고 있습니다. 그리고 두 달에 한 번씩 저를 찾아와 새로운 자가 통증 관리법을 배워 가지요. 처음 저를 찾아왔을 때 수술을 고민하고 있던 사람이 맞나 싶을 정도로 그는 현재 건강한 삶을 살고 있습니다. 더 이상 수술의 필요성도 느끼고 있지 않습니다. 자가 통증 관리법을 배우는 시간이 고단하고 느리다고 생각될 수 있으나 교육은 수술보다 효율적이며 부작용도 없습니다.

신체 구조를 바꾸는 운동에서
목표를 이루는 운동으로

운동의 중요성을 모르는 치료사는 없을 겁니다. 운동이 약이라는 것도 운동이 환자의 관절에 필요한 윤활제라는 것도 이제는 익숙한 개념이 되었습니다. 그래서인지 요즘은 마사지와 같이 손을 이용한 치료에서 조금씩 벗어나, 통증을 완화하고 기능을 회복하기 위한 치료적 운동으로 초점이 이동하는 것 같습니다. 몇몇 치료사들은 운동센터나 필라테스센터를 오픈해서 운동을 지도하는 역할에 전념하기도 하지요. 물리치료사가 가진 해부학과 운동역학에 대한 이해를 운동에 적용한다면 분명 움직임 전문가로서 국민 건강에 기여하리라 생각합니다.

다만 물리치료사가 자신이 처방하는 운동은 구별되고 특별하다는 생각을 가지고 환자에게 접근하지 않도록 주의해야 합니다. 특히 만성통증 환자에게 운동을 가르칠 때는 구조적인 접근을 지양해야 하는데,

자기효능감을 낮추고 불안을 조성하며, 약의 효과를 믿지 못하여 약효가 떨어지는 노시보 효과(부작용에 대한 염려와 같은 부정적인 믿음 때문에 실제로도 부정적인 결과가 나타나는 현상)를 양산할 수 있기 때문입니다.

목 통증과 어깨통증 그리고 허리통증 때문에 병원을 찾은 만성통증 환자의 자세와 움직임을 분석한 물리치료사는 이렇게 말할 수 있습니다.

"목은 앞으로 기울어진 거북목이고 등은 구부정합니다. 이렇게 되면 어깨관절이 원래 위치보다 앞으로 이동하게 되어 어깨통증이 발생해요. 거북목이 목 통증의 원인이라는 건 알고 계시죠? 이렇게 된 이유는 가슴에 있는 근육이 짧아져 있고, 턱 밑과 등에 있는 근육은 약해진 현상 때문에 그렇습니다. 교정 운동을 통해 관절의 위치를 바로잡으면 통증이 해결될 거예요. 저런, 허리뼈가 앞으로 밀려나 있네요. 이번에는 허리 근육과 고관절 앞쪽에 있는 근육이 짧아지고 복근과 엉덩이 근육들은 약해져 있어서 그런 거니까 운동을 통해 제 위치를 잡아주면 허리 통증이 해결될 겁니다."

병원이나 운동센터를 찾아서 물리치료사를 만난 경험이 있다면 한번쯤 들어봤을 만한 표현이지요. 그런데 치료사의 조언을 과학적 근거를 통해 하나씩 되짚어보면 어떻게 될까요?

먼저 거북목과 목 통증은 관계가 없다는 연구결과가 있으며,[65] 어깨 관절의 잘못된 위치나 근육 불균형이 어깨통증과의 인과관계를 설명하기 어렵다는 연구도 있습니다.[66] 그리고 척추 각도와 허리통증은 관계가 없었으며,[67] 통증이 없는 일반인들을 대상으로 확인해본 결과 남성의 85%, 여성의 75%에서 골반이 전방으로 회전되어 있었던 것으로 밝혀졌기에 골반의 전방 회전 역시 자연스러운 현상으로 간주해야 합니다.[68] 근육 불균형 역시 평소에 하던 신체활동에 반응하여 형성된 자연스러운 과정이며 근육 불균형과 통증과의 관련성은 떨어집니다.[69] 게다가 약해진 근육은 강화하고 짧아진 근육은 스트레칭해서 골격의 위치를 바로잡겠다고 치료사는 말하고 있지만, 이에 대한 근거가 약하다는 고찰연구도 있습니다.[70] 또한 치료사는 이상적인 움직임이 무엇인지 알고 있고 이를 평가하는 방법도 배웠기 때문에 이상적인 움직임에서 벗어나면 부상 위험이 커지거나 통증이 발생한다고 말하지만 움직임 평가도구가 부상을 예측하지는 않는다는 연구 결과도 있습니다.[71] 사실 골격이나 관절의 구조는 개인차가 존재해서 개인이 반드시 이상적 움직임을 따라야 할 이유는 없으며, 좌우의 불균형은 비정상이 아니라 지극히 인간적인 면모라고 할 수 있습니다.

신체 정렬의 문제나 근육의 불균형은 통증이 만성화되는 이유에 포함되지 않습니다.[72] 그러므로 구조적인 문제를 해결하기 위해 만성통증 환자에게 운동을 권유한다면 환자는 통증을 만성화하는 요인들을 탐색하는 기회를 잃게 되고 또다시 구조적인 문제에만 집착하게 될 것입니다. 이런 식의 운동을 '좋은 약'으로 표현하기에는 무리가 있지 않을까요? 좋은 운동이란 치료사에게 비싼 돈을 지불하고 배운 운동이 아니라 환자가 원하는 목표를 이루는 데 도움이 되는 운동입니다.

가령 어깨관절 통증을 경험한 할머니가 통증이 심해서 분식집 운영을 잠시 내려놓고 재활에만 집중한다고 가정해봅시다. 할머니의 목표는 학교 앞 분식집 문을 다시 여는 것입니다. 학생들도 할머니의 맛있는 떡볶이를 다시 맛볼 날만 기다리고 있습니다. 어깨를 안 쓰면 괜찮아지겠거니 생각했는데 더 안 좋아졌고, 비싼 주사를 여러 차례 맞고 도수치료도 열심히 받았지만 큰 효과는 없었습니다. 괜찮아지면 돌아가겠다고 다짐했지만 벌써 수개월이 지나도 진전이 없습니다. 이런 경우 할머니에게 필요한 운동은 다시 분식집을 운영하는 데 필요한 동작들과 관련되어야 합니다. 할머니는 매일 아침 커다란 프라이팬과 냄비를 가스레인지에 올려두어야 합니다. 어떤 때에는 10kg짜리 밀가루 포대를 옮겨야 할 때도 있습니다. 커다란 주걱으로 떡볶이를 수시로 저을 수도 있어야 하지요.

이 모든 과정이 재활에 포함되어야 합니다. 할머니가 그런 재활 동작을 하다가 어깨 손상이 더 커질 것을 염려하고 있다면, 운동을 통해 일할 만큼 충분히 강한 어깨를 갖고 있다는 사실을 할머니에게 확인시켜드려야 합니다. 마음을 굳세게 먹는다고만 되는 일이 아니기에 치료사가 운동강도를 설정하여 안전한 범위에서 기능을 향상해줘야 합니다. 이때 치료사에게 필요한 것은 할머니에게 지지와 격려를 보내는 것입니다. 이 과정을 통해 자신감을 회복한 할머니는 막연하게 다 나으면 돌아가겠다고 생각했을 때보다 더 빨리 분식집을 열게 될 것입니다. 이러한 접근은 할머니에게 이상적인 자세를 만들어주기 위해 교정 운동을 적용하는 것보다 더 효과적입니다.

병원 대신
직장에 가세요

한 번도 치료에 빠지지 않던 그녀가 오지 않았습니다. 갑자기 잡힌 면접이 치료 시간과 겹쳐서 고민이라는 그녀의 전화를 받은 제가 치료 대신 면접을 보러 가라고 대답해주었기 때문이었지요. 우리는 이 순간을 위해 두 달 동안 많은 노력을 기울였습니다. 하루 여덟 시간의 풀타임 근무를 해보고 싶다며 치료실을 찾은 그녀는 허리통증 때문에 일을 오랫동안 쉬고 있었습니다. 생계를 위해 가끔 했던 3시간 파트타임 근무마저도 허리통증 때문에 그만두기 일쑤였지만 이번에는 치료를 잘 받아서 풀타임 일을 해보겠다고 결심했던 것이지요.

통증은 개인에게 신체적이고 정서적인 괴로움을 안겨주지만, 아파서 일을 쉬게 되면 그 괴로움은 더 이상 개인만의 문제가 아닌 가족과 사회의 문제가 되기도 합니다. 일을 못 하게 되면서 개인은 무기력해지고 좌절과 우울을 경험하기 때문에 통증을 더 크게 경험할 수도 있습니다.

서는 그녀가 풀타임 근무를 할 수 있도록 다양한 방법을 써가며 도왔고 함께 땀을 흘렸습니다. 그렇게 해서 얻은 첫 번째 보상은 3시간 파트타임 근무였습니다. 하지만 이 3시간 근무조차 힘들어하던 그녀는 또 한 번 풀타임 근무를 망설였죠. 우리는 목표 달성을 방해하는 모든 상황을 열어놓고 하나씩 문제를 다뤄갔습니다. 그리고 면접을 보겠다며 치료를 빠졌던 그녀는 일주일 뒤에도 오지 않았습니다. 왜냐하면 풀타임 일자리를 잡았기 때문이지요. 이 환자가 오지 않는 것이 제게는 기쁨이었고, 지난날의 노력에 대한 보상이었습니다. 그동안 환자들이 가져온 많은 목표를 이뤄냈지만 복직만큼 저를 기분 좋게 만드는 건 없습니다.

많은 사람이 제가 누렸던 감격스러운 기쁨을 누리길 바라는 마음에서 그녀와 함께했던 치료를 소개해드리겠습니다.

가장 먼저 우리는 그녀가 일하는 것을 주저하는 이유에 대해 탐색하는 시간을 가졌습니다. 표면적으로는 허리가 아파서였지만 조금 더 깊은 대화를 나누면서 그녀의 복직을 방해하는 것이 무엇인지를 알게 되었죠. 우선 그녀는 2년 전에 의사의 권유로 시행한 자기공명영상촬영에서 경미한 디스크 탈출을 발견했던 경험이 있었습니다. 의사는 이를 근거로 치료를 권했고 그때부터 여러 치료를 받았습니다. 그런데도 호전을 보이지 않자 허리를 숙여서 작업하는 일이 디스크 손상을 더 악화할 수 있겠다고 생각했다고 합니다. 그녀의 이런 생각에 기름을 부은 건 어느 한의사의 조언이었죠. 그 한의사는 최대한 배에 힘을 주면서 허리를 중립 자세로 유지해야만 디스크를 지켜낼 수 있다고 말했습니다. 그리고 그녀를 치료해주었던 치료사는 아플 때는 활동을 자제해야 한다는 식으로 설명해주었다고 합니다.

의료진의 진단이나 설명이 복직을 방해할 때가 있습니다.[73] 허리통증은 신체 문제로 특정하기 힘든 경우가 대부분인데도 불구하고[74] 그녀는 이때부터 자기 허리가 상당히 좋지 않다고 생각하게 되었고 약한 허리를 철저하게 보호할 궁리만 했습니다.

그때 제가 했던 일은 그녀의 허리가 얼마나 튼튼한지를 알려주는 것이었습니다. 이를 위해 평소 그녀가 허리를 지키기 위해 절대 하지 않으려고 했던 동작을 시켜보았죠. 피하려고만 했던 동작을 해보았는데도 자신이 우려하던 최악의 상황이 일어나지 않자 그녀도 허리에 대해 지나친 생각을 가졌다는 것을 인정하게 되었습니다. 허리에 대한 자신감이 조금씩 생겨나니 허리를 숙여서 아령을 드는 운동을 하는 것이 한결 수월해졌죠. 그리고 통증 교육을 통해 허리통증에 대해 이해하는 시간을 가지면서 왜 자신이 오랜 시간 치료에 실패했는지를 깨닫게 되었습니다.

그렇게 조금씩 통증에 대한 부정적인 생각이 정리되어가면서 구체적으로 직업을 구할 계획을 세웠습니다. 먼저 재활에 필요한 시간을 계산하고 다시 일을 시작할 날짜를 정했죠.

복직은 어느 시점에 하는 게 좋을까요? 이 질문에 대한 의견은 전문 가마다 조금씩 다르겠지만 합의된 바에 의하면 시간을 끌면 끌수록 복직은 더 힘들어진다고 합니다.[75] 그러므로 복직을 계획할 때는 미리 기간을 정해두어야 합니다. 단, 현실적으로 복직이 가능한 시점을 환자와 충분히 상의해서 결정해야겠지요. 그녀는 6주 안에 직업을 다시 구할 것이라는 목표를 정했고, 우리는 매주 복직에 필요한 신체 동작을 충분히 연습하는 시간을 가졌습니다.

이 과정에서 그녀는 통증을 경험하기도 했는데 그럴 때는 통증의 의미를 돌아보면서 통증 자체를 두렵지 않게 인식하는 훈련을 했고, 불편함을 스스로 줄여나가는 방법도 익혔습니다. 또한 구직 활동이 쉽지 않아서 부정적인 감정을 경험할 때면 이를 현실적인 시각에서 재해석할 수 있는 인지 치료적 접근과 함께, 어려움이 있더라도 가치 있는 일에 몰두할 수 있도록 돕는 훈련을 병행했죠. 그렇게 자신감이 생기면서 그녀는 책임져야 할 가족들과 자신의 미래를 아픔 너머로 떠올리게 되었고 다시 일하고 싶다는 마음은 점점 더 커졌습니다.

환자들이 직장으로 복귀하는 일은 저에게 큰 보람을 안겨주지만 그렇다고 그녀에게 무조건 일하라며 떠밀거나 일을 빨리하도록 권유하지는 않았습니다. 치료사에게는 환자가 어떠한 결정을 내리더라도 존중하고 지지하며, 스스로 일할 능력이 있다는 것을 깨닫고 실행에 옮길 때까지 기다려주는 자세가 필요합니다. 우리는 누구나 보다 나은 내일을 꿈꾸고 성장하기를 원합니다. 그걸 믿고 기다리면서 환자에게 잠재된 능력을 발견할 수 있게 도와준다면 그들은 용기를 내어 다시 일터로 돌아갈 것입니다.

　이 책의 집필을 마무리할 때쯤 그녀에게서 전화 한 통이 걸려왔습니다. 다행히 잘 지낸다고 합니다. 요즘 일하느라 너무 바빠서 병원 갈 시간이 없다고 하면서도 제가 알려준 방법들을 유용하게 잘 쓰고 있어서 괜찮다고 했습니다. 무더운 여름이 지나 가을이 되면 시간 내서 한번 찾아오겠다는 안부 전화였습니다. 그렇게 그녀는 자기 인생을 살아가고 있습니다. 저는 더 이상 그녀에게 필요한 존재가 아닙니다. 지금 치료받는 환자들에게도 제가 그런 존재가 되면 좋겠습니다.

동네 병원에서도 만나게 될
전설의 치료를 위해

전설의 치료에 대해 들어본 적이 있으신가요? 치료사의 손을 갖다 대니 귀가 안 들리던 사람이 다시 듣게 되고, 생명을 위협하던 악성 종양이 거짓말처럼 사라졌다는 전설적인 이야기를 한 번쯤은 들어봤을 겁니다. 어떤 사람은 신체의 특정 부분을 건드리면 틀어졌던 몸이 마법처럼 맞춰지면서 이상적인 정렬을 갖추게 된다고 주장하고, 호흡 패턴만 바꿔줘도 만병을 치료한다고 말하는 사람도 있습니다. 이 외에도 제가 알지 못하는 수많은 전설 속 치료 이야기가 문명의 시대에도 존재합니다. 참 놀랄 만한 일이죠. 전설적입니다. 하도 많이 들어서 익숙하지만 실제로는 본 적이 없는 '용'이라는 상상의 동물을 연상케 할 정도이지요.

저도 전설적인 치료 이야기를 꺼내 들었습니다. 책에서는 다루지 않았지만 암 환자의 심한 허리통증을 간단히 잠재운 적도 있었고, 어깨통증 때문에 팔을 들 수 없었던 사람이 한순간 아무렇지도 않게 팔을 들어 올리게도 했습니다. 거듭되는 발목 손상으로 인대가 남아나질 않을 거라고 생각하여 뛸 엄두를 내지 못하던 여성은 신나게 뛰어다녔고, 팔꿈치 통증으로 일까지 포기했던 여성은 긍정적인 생각을 가지면서 통증 조절이 가능해져 복직하게 되었습니다. 까치발로 걷던 아이는 정상 보행을 했으며, 영구적인 손상을 입어 자살을 시도했던 남성은 사회로 돌아가 삶을 이어가고 있습니다. 암울한 미래를 그리며 절망적인 생각을 하던 많은 사람이 희망을 찾게 되었고, 다시 일터로 돌아갔으며, 그들의 꿈을 이뤄가게 되었습니다. 그리고 부족하지만 저를 롤모델 삼아 같은 길을 걸어가려는 치료사 동료들이 늘어나고 있고, 분명 그들도 어디선가 전설적인 치료를 하고 있을 겁니다.

저는 5년 전부터 통증 강의를 해오고 있습니다. 강의할 때 수강생들에게 전설의 치료가 담긴 영상을 보여주고는 무엇이 기적과도 같은 놀라운 변화를 만들어냈는지를 찾아보라고 합니다. 어느 한순간도 놓치지 말고 그 안에 어떤 특별한 비법이 있는지 밝혀내라고 말하죠. 그리고서 수강생들이 무엇을 찾았는지 이야기 나누는 시간을 갖습니다. 수강생들은 다양한 치료 기술을 언급하며 열띤 토론을 벌입니다. 그리고 잠잠해질 때쯤 제가 정답을 말해줍니다.

"선생님들, 여기에는 그 어떤 특별한 테크닉도 비법도 없습니다."

저는 환자중심의 치료를 합니다. 신체와 심리적 중재로 만성통증 환자를 돕고 있습니다. 그들의 말을 경청하며 통증과 함께 보낸 고통의 순간을 위로하고, 그럼에도 희망을 품고 저를 찾아온 그들을 지지해줍니다. 문제점을 찾을 때면 강점도 함께 찾으려고 노력해서 환자들의 자존감을 높여주어 그들 스스로 문제를 해결하게 합니다. 친밀한 신뢰를 바탕으로 환자들에게 어려웠던 과제를 극복해나갈 방법을 함께 찾아갑니다. 저는 그들과 너무 떨어지지 않게, 조금은 앞서서 그들이 정한 목표를 향해 걸어갑니다. 반복되는 치료 실패 속에 환자 스스로는 나아지리란 기대가 없을 수도 있지만 제 마음에는 늘 그들도 더 나은 방향으로 변화하리라는 기대가 있습니다. 신체를 넘어 생각과 정서 역시 제가 돌봐야 할 대상이기에 저는 늘 어떻게 말해야 환자에게 좋은지를 고민하며 치료에 임합니다.

전설의 치료는 그렇게 만들어졌습니다. 그리고 프롤로그에 적은 그대로 저는 전설이 되지 않기를 바랍니다. 누구나 그렇게 치료하기 때문에 이 책에서 다룬 전설의 치료가 흔한 이야기가 되길 바랍니다. 그래서 허리 아픈 사람이 저를 만나기 위해 두 시간이나 운전해서 올 필요 없이, 집과 가까운 병원에 가더라도 제가 하듯이 환자를 치료하는 치료사를 흔히 만날 수 있게 되길 바랍니다.

저는 처음 물리치료사가 되었을 때보다 지금이 치료를 훨씬 더 잘합니다. 그리고 작년보다 올해에 치료를 더 잘하고 있으며, 내년에는 더 잘하리라 믿습니다. 늘 연구하고 적용하면서 올바른 치료를 하기 위해 노력하기 때문입니다.

독자 여러분도 함께 성장하시죠.

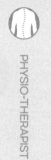

제1장

1   Cahalin LP, Matsuo Y, Cpllins SM, et al. Educa-tional and professional issues in physical therapy-an international study. Physiotherapy theory & practice. 2008;24(5):344-56.

2   GIH 홈페이지. https://www.gih.se/Bibliotek/Om-biblioteket/Foton-ur-arkivet/Sjukgymnastik/Sjukgymnastik-1(검색일: 2022. 10. 21).

3   신지영. 〈물리치료의 전문화: 시장변동과 의료 주체들의 대응을 중심으로〉. 서울대학교 대학원. 2021.

4   권혁철, 이충휘. 〈21세기 우리나라 적정 물리치료사 인력 수급계획에 관한 연구〉. 한국전 문물리치료학회지. 1998;5(1):1-16.

5   오영호. 〈물리치료사 인력의 수급전망과 정책방향〉. 대한통합의학회지. 2018;6(4):149-169.

6   미국노동통계국 홈페이지. https://www.bls.gov/ooh/healthcare/physical-therapists.htm#tab-6(검색일: 2022. 10. 21).

제2장

7   Hall AM, Ferreira PH, Maher CG, Latimer J, Ferreira ML. The influence of the therapist-patient relationship on treatment outcome in physical rehabilitation: a systematic review. Phys Ther. 2010;90(8):1099-110. doi:10.2522/ptj.20090245. Epub 2010 Jun 24. PMID: 20576715.

8   Ferreira PH, Ferreira ML, Maher CG, Refshauge KM, Latimer J, Adams RD. The therapeutic alliance between clinicians and patients predicts outcome in chronic low back pain. Phys Ther. 2013;93(4):470-8. doi:10.2522/ptj.20120137. Epub 2012 Nov 8.

PMID:23139428.

9   Langewitz W, Denz M, Keller A, Kiss A, Rüttimann S, Wössmer B. Spontaneous talking time at start of consultation in outpatient clinic: cohort study. BMJ. 2002:325(7366):682-683. doi:10.1136/bmj.325.7366.682.

10 https://www.hellomynameis.org.uk(검색일: 2022. 10. 21).

11 Pincus T, et al. The fear avoidance model disentagled: improving the clinical utility of the fear avoidance model. Clin J Pain. 2010:26(9):736-46.

12 Watson JA, et al. Pain Neuroscience Education for Adults With Chronic Musculoskeletal Pain: A Mixed-Methods Systemic Review and Meta-Analysis. J Pain. 2019:20(10):1140. e1-1140.e2.

13 Leeuw M, Goossens ME, Linton SJ, Crombez G, Boersma K, Vlaeyen JW. The fear-avoidance model of musculoskeletal pain: current state of scientific evidence. Journal of behavioral medicine. 2007:30(1):77 - 94.

14 Hedden T, Gabrieli JD. Insights into the ageing mind: a view from cognitive neuroscience. Nat Rev Neurosci. 2004:5(2):87-96. doi:10.1038/nrn1323. PMID:14735112.

—— 제3장 ——————————————————————

15 Vale FL, Burns J, Jackson AB, Hadley MN. Combined medical and surgical treatment after acute spinal cord injury: results of a prospective pilot study to assess the merits of aggressive medical resuscitation and blood pressure management. Journal of Neurosurgery. 1997:87(2):239 - 246.

16 Cook C. Immediate effects from manual therapy: much ado about nothing? Journal of Manual & Manipulative Therapy. 2011:19(1):3 - 4. doi:10.1179/106698110x12804993427009.

17 Belavý DL, Quittner MJ, Ridgers N, Ling Y, Connell D, Rantalainen T. Running exercise strengthens the intervertebral disc. Sci Rep. 2017:19:7:45975. doi:10.1038/srep45975. PMID:28422125: PMCID:PMC5396190.

18 Lo GH, Musa SM, Driban JB, Kriska AM, McAlindon TE, Souza RB, Petersen NJ, Storti KL, Eaton CB, Hochberg MC, Jackson RD, Kwoh CK, Nevitt MC, Suarez-Almazor ME. Running does not increase symptoms or structural progression in people with knee osteoarthritis: data from the osteoarthritis initiative. Clin Rheumatol. 2018:37(9):2497-

2504. doi:10.1007/s10067-018-4121-3. Epub 2018 May 4. PMID:29728929:
PMCID:PMC6095814.

19 Goodin BR, Bulls HW. Optimism and the experience of pain: benefits of seeing the glass
as half full. Curr Pain Headache Rep. 2013;17(5):329. doi:10.1007/s11916-013-0329-8.
PMID:23519832: PMCID:PMC3935764.

20 Levine JD, Gordon NC, Fields HL. The mechanism of placebo analgesia. Lancet. 1978 Sep
23;2(8091):654-7. doi:10.1016/s0140-6736(78)92762-9. PMID:80579.

21 GRACELY R. CLINICIANS' EXPECTATIONS INFLUENCE PLACEBO ANALGESIA.
The Lancet. 1985;325(8419):43. doi:10.1016/s0140-6736(85)90984-5.

─── 제4장 ────────────────────────────────────

22 Institute of Medicine Committee on Advancing Pain Research, Care, and Education.
Relieving pain in America: a blueprint for transforming prevention, care, education, and
research.

23 Nahin RL. Estimates of pain prevalence and severity in adults: United States, 2012. The
journal of pain : official journal of the American Pain Society. 2015;16: 769-80.

24 Buchbinder R, Blyth FM, March LM, Brooks P, Woolf AD, Hoy DG. Placing the global
burden of low back pain in context. Best practice & research. Clinical rheumatology
2013;27:575-89.

25 G-health 공공보건포털 홈페이지. https://www.g-health.kr(접속일: 2022. 10. 21).

26 Jeong EK, Kwak YH, Song JS. Influences of chronic pain on the use of medical services
in South Korea. The Journal of the Korea Contents Assosciation. 2015;15(2):363-369.
https://doi.org/10.5392/JKCA.2015.15.02.363.

27 Wicksell RK, Kemani M, Jensen K, Kosek E, Kadetoff D, Sorjo- nen K, et al. Acceptance
and commitment therapy for fibromyalgia: a randomized controlled trial. European Journal
of Pain. 2013;17(4):599-611. https://doi.org/10.1002/j.1532-2149.2012.00224.x.

28 Nicholas M, Vlaeyen JWS, Rief W, Barke A, Aziz Q, Benoliel R, Cohen M, Evers S,
Giamberardino MA, Goebel A, Korwisi B, Perrot S, Svensson P, Wang SJ, Treede RD:
IASP Taskforce for the Classification of Chronic Pain. The IASP classification of chronic
pain for ICD-11:chronic primary pain. Pain. 2019;160(1):28-37. doi:10.1097/
j.pain.0000000000001390. PMID:30586068.

29 Costa Lda C, Maher CG, McAuley JH, Hancock MJ, Smeets RJ. Self-efficacy is more important than fear of movement in mediating the relationship between pain and disability in chronic low back pain. Eur J Pain. 2011;2:213 - 9.

30 Nicholas MK. Obstacles to recovery after an episode of low back pain; the 'usual suspects' are not always guilty. Pain. 2010;148(3):363 - 4.

31 Andrade A, de Azevedo Klumb Steffens R, Sieczkowska SM, Peyré Tartaruga LA, Torres Vilarino G. A systematic review of the effects of strength training in patients with fibromyalgia: clinical outcomes and design considerations. Advances in Rheumatology. 2018;58(1). doi:10.1186/s42358-018-0033-9.

32 최명원. 《안녕, 통증》. 아침사과. 2020.

33 Nicholas MK, Linton SJ, Watson PJ, Main CJ, the "Decade of the Flags" Working Group. Early Identification and Management of Psychological Risk Factors ("Yellow Flags") in Patients With Low Back Pain: A Reappraisal. Physical Therapy. 2011;91(5):737 - 753. https://doi.org/10.2522/ptj.20100224.

34 Carstensen LL, Isaacowitz DM, Charles ST. Taking time seriously. A theory of socioemotional selectivity. The American psychologist. 1999;54(3):165 - 181.

35 Finucane AM, Dima A, Ferreira N, Halvorsen M. Basic emotion profiles in healthy, chronic pain, depressed and PTSD individuals. Clinical Psychology & Psychotherapy. 2011;19(1):14 - 24. doi:10.1002/cpp.733.

36 Finucane AM, Dima A, Ferreira N, Halvorsen M. Basic emotion profiles in healthy, chronic pain, depressed and PTSD individuals. Clinical Psychology & Psychotherapy. 2011;19(1):14 - 24. doi:10.1002/cpp.733.

37 Tousignant-Laflamme Y, Martel MO, Joshi A, Cook C. Rehabilitation management of low back pain - it's time to pull it all together! Journal of Pain Research. 2017;10:2373 - 2385. doi:10.2147/jpr.s146485.

— 제5장

38 Foster NE, Anema JR, Cherkin D, Chou R, Cohen SP, Gross DP, Ferreira PH, Fritz JM, Koes BW, Peul W, Turner JA, Maher CG; Lancet Low Back Pain Series Working Group. Prevention and treatment of low back pain: evidence, challenges, and promising directions. Lancet. 2018;391(10137):2368-2383. doi:10.1016/S0140-6736(18)30489-6. Epub 2018

Mar 21. PMID:29573872.

39 Alrwaily M, Timko M, Schneider M, Stevans J, Bise C, Hariharan K, Delitto A, Treatment-Based Classification System for Low Back Pain: Revision and Update. Physical Therapy. 2016;96(7):1057 – 1066. https://doi.org/10.2522/ptj.20150345.

40 Hodges PW. Hybrid Approach to Treatment Tailoring for Low Back Pain: A Proposed Model of Care. J Orthop Sports Phys Ther. 2019;49(6):453–463. doi:10.2519/jospt.2019.8774. Epub 2019 Feb 13. PMID:30759355.

41 Zadro J, O'Keeffe M, Maher C. Do physical therapists follow evidence-based guidelines when managing musculoskeletal conditions? Systematic review. BMJ. 2019;9(10):e032329. https://doi.org/10.1136/bmjopen-2019-032329.

42 Lin I, Wiles L, Waller R, Goucke R, Nagree Y, Gibberd M, Straker L, Maher CG, O'Sullivan PPB. What does best practice care for musculoskeletal pain look like? Eleven consistent recommendations from high-quality clinical practice guidelines: systematic review. Br J Sports Med. 2020;54(2):79–86. doi:10.1136/bjsports-2018-099878. Epub 2019 Mar 2. PMID:30826805.

43 Lin I, Wiles L, Waller R, Caneiro JP, Nagree Y, Straker L, Maher CG, O'Sullivan PPB. Patient-centred care: the cornerstone for high-value musculoskeletal pain management. Br J Sports Med. 2020;54(21):1240-1242. doi:10.1136/bjsports-2019-101918. Epub 2020 Jun 25. PMID:32586944.

44 Robinson ME, PhD, Bernard Bulcourf, PhD, James W. Atchison, DO, Jerry Berger, MD, Ann Lafayette-Lucy, ARNP, Adam T. Hirsh, BA, Joseph, L. Riley III, PhD, Compliance in Pain Rehabilitation: Patient and Provider Perspectives. Pain Medicine. 2004;5(1)66 – 80. https://doi.org/10.1111/j.1526-4637.2004.04002.x.

45 Berry JM. Painful conditions in the lumbar, lumbosacral and sacro-iliac regions. Arch Surg 1925. archsurg.jamanetwork.com.

46 Wilk V. Acute low back pain: assessment and man-agement. Aust Fam Physician. 2004;33:403 – 407.

47 Cook CE, George SZ, Reiman MP. Red flag screening for low back pain: nothing to see here, move along: a narrative review. Br J Sports Med. 2018;52(8):493-496. doi:10.1136/bjsports-2017-098352. Epub 2017 Sep 18. PMID:28923844.

48 Gaskin DJ, Richard P. The economic costs of pain in the United States. J Pain 2012;13:715 – 24.

49 Gatchel RJ, McGeary DD, McGeary CA, Lippe B. Interdisciplinary chronic pain management: past, present, and future. Am Psychol 2014;69:119 – 30.

50 The New Zealand Acute Low Back Pain Guide (1999 review) and Assessing Yellow Flags in Acute Low Back Pain: Risk Factors for Longterm Disability and Work Loss(1997).

51 Artus M, Campbell P, Mallen CD, Dunn KM, van der Windt DA. Generic prognostic factors for musculoskeletal pain in primary care: a systematic review. BMJ open. 2017;7:e012901.

52 Michael K. Nicholas, Steven Z. George, Psychologically Informed Interventions for Low Back Pain: An Update for Physical Therapists, Physical Therapy. 2011;91(5):765 – 776. https://doi.org/10.2522/ptj.20100278.

53 Karen V. Richards, Darren J. Beales, Anne J. Smith, Peter B. O'Sullivan, Leon M. Straker, Neck Posture Clusters and Their Association With Biopsychosocial Factors and Neck Pain in Australian Adolescents, Physical Therapy. 2016;96(1):1576 – 1587, https://doi.org/10.2522/ptj.20150660.

54 Pape JL, Brismée JM, Sizer PS, Matthijs OC, Browne KL, Dewan BM, Sobczak S. Increased spinal height using propped slouched sitting postures: Innovative ways to rehydrate intervertebral discs. Appl Ergon. 2018;66:9–17. doi:10.1016/j.apergo.2017.07.016. Epub 2017 Aug 5. PMID:28958435.

55 Hegedus EJ, Wright AA, Cook C. Orthopaedic special tests and diagnostic accuracy studies: house wine served in very cheap containers. Br J Sports Med. 2017;51(22):1578–1579. doi:10.1136/bjsports–2017–097633. Epub 2017 May 4. PMID:28473350.

56 Bahr R. Why screening tests to predict injury do not work–and probably never will…: a critical review. Br J Sports Med. 2016;50(13):776–80. doi:10.1136/bjsports–2016–096256. Epub 2016 Apr 19. PMID:27095747.

57 Maigne, J.-Y., Cornelis, P., & Chatellier, G. Lower back pain and neck pain: Is it possible to identify the painful side by palpation only? Annals of Physical and Rehabilitation Medicine. 2012;55(2):103 – 111. doi:10.1016/j.rehab.2012.01.001.

58 Wainner RS, Fritz JM, Irrgang JJ, Boninger ML, Delitto A, Allison S. Reliability and diagnostic accuracy of the clinical examination and patient self-report measures for cervical radiculopathy. Spine (Phila Pa 1976). 2003;28(1):52–62. doi:10.1097/00007632–200301010–00014. PMID:12544957.

59 Braman JP, Zhao KD, Lawrence RL, Harrison AK, Ludewig PM. Shoulder impingement

revisited: evolution of diagnostic understanding in orthopedic surgery and physical therapy. Med Biol Eng Comput. 2014;52(3):211-9. doi:10.1007/s11517-013-1074-1. Epub 2013 Apr 10. PMID:23572144.

60 Goodin BR, Bulls HW, Herbert MS, et al. Temporal summation of pain as a prospective predictor of clinical pain severity in adults aged 45 years and older with knee osteoarthritis: ethnic differences. Psychosom Med. 2014;76(4):302-310. doi:10.1097/PSY.0000000000000058.

61 Wand BM, Chiffelle LA, O'Connell NE, McAuley JH, Desouza LH. Self-reported assessment of disability and performance-based assessment of disability are influenced by different patient characteristics in acute low back pain. Eur Spine J. 2010;19(4):633-40. doi:10.1007/s00586-009-1180-9. Epub 2009 Oct 23. PMID:19851791; PMCID: PMC2899836.

62 Kim JH, van Rijn RM, van Tulder MW, et al. Diagnostic accuracy of diagnostic imaging for lumbar disc herniation in adults with low back pain or sciatica is unknown; a systematic review. Chiropr Man Therap. 2018;26(37). https://doi.org/10.1186/s12998-018-0207-x.

63 Sloan TJ, Walsh DA. Explanatory and Diagnostic Labels and Perceived Prognosis in Chronic Low Back Pain. Spine. 2010;35(21):E1120 - E1125. doi:10.1097/brs.0b013e3181e089a9.

64 Ammendolia C, Côté P, Southerst D, Schneider M, Budgell B, Bombardier C, Hawker G, Rampersaud YR. Comprehensive Nonsurgical Treatment Versus Self-directed Care to Improve Walking Ability in Lumbar Spinal Stenosis: A Randomized Trial. Arch Phys Med Rehabil. 2018;99(12):2408-2419.e2. doi:10.1016/j.apmr.2018.05.014. Epub 2018 Jun 20. PMID:29935157.

65 Grob D, Frauenfelder H, Mannion AF. The association between cervical spine curvature and neck pain. European Spine Journal. 2006);16(5):669 - 678. doi:10.1007/s00586-006-0254-1.

66 Lewis JS, Green A, Wright C. Subacromial impingement syndrome: the role of posture and muscle imbalance. J Shoulder Elbow Surg. 2005;14(4):385-92. doi:10.1016/j.jse.2004.08.007. PMID:16015238.

67 Murrie VL, Dixon AK, Hollingworth W, Wilson H, Doyle TA. Lumbar lordosis: study of patients with and without low back pain. Clin Anat. 2003;16(2):144-7. doi:10.1002/ca.10114. PMID:12589669.

68 Herrington L. Assessment of the degree of pelvic tilt within a normal asymptomatic

population. Man Ther. 2011;16(6):646-8. doi:10.1016/j.math.2011.04.006. Epub 2011 Jun 11. PMID:21658988.

69 Hides J, Fan T, Stanton W, Stanton P, McMahon K, Wilson S. Psoas and quadratus lumborum muscle asymmetry among elite Australian Football League players. Br J Sports Med. 2010;44(8):563-7. doi:10.1136/bjsm.2008.048751. Epub 2008 Sep 18. PMID:18801772.

70 Hrysomallis C, Goodman C. A review of resistance exercise and posture realignment. J Strength Cond Res. 2001;15(3):385-90. PMID:11710670.

71 Bahr R. Why screening tests to predict injury do not work—and probably never will···: a critical review. Br J Sports Med. 2016;50(13):776-80. doi:10.1136/bjsports-2016-096256. Epub 2016 Apr 19. PMID:27095747.

72 Nicholas MK, Linton SJ, Watson PJ, Main CJ. the "Decade of the Flags" Working Group. Early Identification and Management of Psychological Risk Factors ("Yellow Flags") in Patients With Low Back Pain: A Reappraisal, Physical Therapy. 2011;91(5):737-753. https://doi.org/10.2522/ptj.20100224.

73 Rainville J, Carlson N, Polatin P, Gatchel RJ, Indahl A. Exploration of physicians' recommendations for activities in chronic low back pain. Spine (Phila Pa 1976). 2000;25(17):2210-20. doi:10.1097/00007632-200009010-00012. PMID:10973405.

74 Balagué F, Mannion AF, Pellisé F, Cedraschi C. Clinical update: low back pain. Lancet. 2007;369(9563):726-728. doi:10.1016/S0140-6736(07)60340-7. PMID:17336636.

75 Waddell G, Burton AK. Occupational health guidelines for the management of low back pain at work: evidence review. Occup Med. 2001;51(2):124-35.

물리치료사는 이렇게 일한다

지 은 이 최명원

펴 낸 날 1판 1쇄 2022년 12월 1일
         1판 3쇄 2024년 10월 1일

대표이사 양경철
편집주간 박재영
진   행 배혜주
편   집 강지예
디 자 인 박찬희

발 행 처 ㈜청년의사
발 행 인 양경철
출판신고 제313-2003-305(1999년 9월 13일)
주   소 (04074) 서울시 마포구 독막로 76-1(상수동, 한주빌딩 4층)
전   화 02-3141-9326
팩   스 02-703-3916
전자우편 books@docdocdoc.co.kr
홈페이지 www.docbooks.co.kr

ISBN 979-11-979108-6-9(13510)

• 책값은 뒤표지에 있습니다.
• 잘못 만들어진 책은 서점에서 바꿔드립니다.